L'ARMORIAL

DE LA CHATELLENIE DE LILLE

Mosaïque

de la Chapelle de Saint-Charles-le-Bon

COMTE DE FLANDRE

en la Basilique de Notre-Dame de la Treille à Lille

PAR

l'abbé Th. LEURIDAN,

ARCHIVISTE DU DIOCÈSE,
PRÉSIDENT DE LA SOCIÉTÉ D'ÉTUDES DE LA PROVINCE DE CAMBRAI.

14 planches

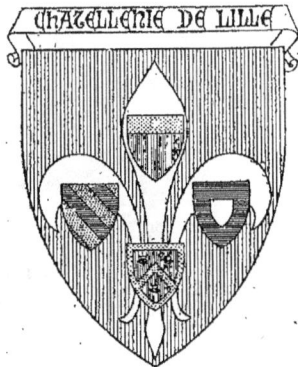

LILLE

IMPRIMERIE LEFEBVRE-DUCROCQ

1904

Se vend au profit de l'Œuvre de la Basilique.

AUTEL

DE SAINT CHARLES-LE-BON

COMTE DE FLANDRE

CHATELLENIE DE LILLE

BASILIQUE DE NOTRE-DAME DE LA TREILLE. — MOSAÏQUE DE LA CHAPELLE DE SAINT CHARLES-LE-BON, COMTE DE FLANDRE

L'ARMORIAL DE LA CHATELLENIE DE LILLE.

Mosaïque de la Chapelle de Saint-Charles-le-Bon,
Comte de Flandre,

en la Basilique de Notre-Dame de la Treille à Lille,

PAR

l'abbé Th. LEURIDAN,

ARCHIVISTE DU DIOCÈSE,
PRÉSIDENT DE LA SOCIÉTÉ D'ÉTUDES DE LA PROVINCE DE CAMBRAI

Le 4 octobre 1902, j'eus l'honneur de recevoir l'agréable visite de M. le chanoine H. Vandame, chapelain de la Basilique de Notre-Dame de la Treille.

La conversation s'engagea de la sorte :

« Les travaux de la chapelle Saint-Charles-le-Bon sont en bonne voie d'exécution, me dit M. Vandame ; nous devons dès maintenant songer à son ornementation, et surtout au pavement en mosaïque. Voici mon projet : la chapelle étant dédiée au saint Comte de Flandre et retraçant l'histoire de son comté et plus spécialement celle de la région de Lille, le pavement mosaïque doit, ce me semble, comprendre les armes de la Châtellenie, c'est-à-dire la fleur de lis lilloise, chargée sur ses branches des armoiries des quatre hauts justiciers. Pourriez-vous vérifier le dessin de ces armoiries et indiquer très exactement la disposition des couleurs pour le mosaïste ?

— Très volontiers. Ce sera fait.

— Les armes de la Châtellenie me donneront un beau motif central, mais ne trouvez-vous pas que ce motif appelle un développement ? Si l'éminent auteur des « *Châtelains de Lille* » vivait encore, je lui aurais demandé la meilleure manière d'exécuter cette idée qui me paraît intéressante. Je ne puis mieux m'adresser qu'à son fils, à vous, que je sais très documenté sur la question. Dites-moi donc, comment, à votre sens, l'on pourrait représenter dans notre dallage, du moins dans ses grandes lignes, toute la Châtellenie de Lille? ·

— L'hésitation n'est pas possible. Prenez les armoiries de toutes les villes et de tous les villages de l'arrondissement de Lille, qui correspond presque exactement à l'ancienne Châtellenie. Il y en a, je crois, 128.

— Mais vous n'y pensez pas! Votre idée est superbe, mais irréalisable! Tout d'abord, il me faudrait la collection, dessins et couleurs, de toutes ces armoiries; or, je n'en connais qu'un petit nombre. De plus, les dimensions du sol de la chapelle ne me paraissent pas assez vastes pour contenir cette énorme quantité de blasons à une échelle suffisante.

— Permettez-moi de vous affirmer que ces deux obstacles sont plus apparents que réels; le premier surtout, car je pourrai vous donner, en quelques jours, les armoiries de tous les villages de l'arrondissement, dessins et couleurs, avec les indications nécessaires pour l'établissement du dessin par l'architecte et de la maquette par le mosaïste. Quant à loger ces 128 écussons dans l'espace dont vous disposez, c'est l'affaire de votre architecte, de votre maître de l'œuvre; il a résolu déjà, dans votre splendide Basilique, des problèmes aussi difficiles et non moins délicats.

— Essayons-nous?

— Oui, essayons! »

Et nous essayâmes. Je m'improvisai dessinateur et peintre héraldiste. Grâce à une règle, une équerre, un compas, du papier calque, beaucoup de bonne volonté et une grande indulgence de la part de mon honoré confrère, en huit ou dix jours, les 128 écussons étaient prêts à l'échelle d'un sixième.

De son côté, l'architecte avait préparé, dans les dimensions voulues, un plan par terre de l'emplacement disponible pour la mosaïque. A première présentation, nous ne pûmes nous empêcher de constater qu'il y avait..... affinité complète et quasi providentielle entre les deux éléments du projet.

La Châtellenie de Lille comprend cinq quartiers; il y avait dans le plan du pavement cinq quartiers disponibles, d'inégales dimensions, il est vrai, mais précisément en rapport avec l'étendue inégale et le nombre des villages de chaque quartier. Au centre, devant l'entrée de la chapelle, le grand écusson de la Châtellenie; autour du marchepied de l'autel, les 11 villages du Carembaut;

à gauche et à droite, encadrant le grand écusson, les 29 villages du Mélantois et les 29 du Ferrain ; dans la bordure, à gauche les 37 villages du Weppes et à droite, les 25 de la Pèvele.

La première partie du problème se trouvait résolue. La seconde n'était qu'un jeu pour le talent de notre architecte, M. Paul Vilain. Sous son crayon habile et délicat, les écussons furent parsemés au milieu de gracieux enroulements de feuillages, dont la fraîche verdure fit ressortir les métaux et les couleurs des armoiries ; des banderoles, des guillochis, des ornements très variés, mais sobres et sévères, complétèrent le fond du tapis. Enfin d'élégants phylactères, alternant autour des écussons et de teintes différentes pour chaque quartier, reçurent les noms des villages auxquels appartenaient les armoiries.

L'ensemble de ces 128 blasons, ainsi groupés méthodiquement et artistement reliés, offrait à l'œil charmé un tableau extrêmement chatoyant, qui provoquait un sentiment de surprise et d'admiration. C'était une splendide page d'histoire en caractères héraldiques. « Cette page d'histoire, Dieu aidant, sera écrite » conclut M. Vandame. C'était la réception définitive du projet.

Mais le devis d'une semblable mosaïque devait dépasser, dans de fortes proportions, le prix des autres travaux similaires exécutés dans la Basilique. Cette troisième et dernière difficulté n'était pas la moins considérable ; elle n'était cependant pas de nature à arrêter le zèle du chapelain de Notre-Dame de la Treille.

« Si ce projet est réalisé, écrivait-il, quelques jours plus tard, dans une circulaire jointe au Bulletin de l'Archiconfrérie, nous aurons, dans la Basilique, une œuvre unique en son genre, une œuvre hors de pair, qui intéressera à un haut degré, non seulement les historiens, les archéologues, les érudits, les savants, mais encore les habitants des nombreuses localités de notre arrondissement, dont le nom se trouverait ainsi gravé en caractères indélébiles dans la Basilique naissante, qui deviendra plus tard la cathédrale du futur diocèse de Lille. — Le moment semble venu de réaliser ce beau projet, puisque la chapelle de Saint-Charles-le-Bon doit être achevée pour le 1er juillet prochain, date du 50e anniversaire de la pose de la première pierre de la Basilique. — Chacun des blasons de la Châtellenie de Lille, avec son inscription correspondante, représente une dépense de cinquante francs. — Serait-il téméraire de penser que, dans nos différentes localités, il se rencontrera un homme assez sensible aux choses de la piété, de l'art et de l'histoire, pour prendre autour de lui l'initiative d'une souscription une fois donnée de cinquante francs ? Avec la persuasive éloquence que communique aisément l'enthousiasme d'une chaude conviction, cet homme au cœur généreux sera bien accueilli partout où il s'adressera, et il aura la consolation et le mérite d'avoir contribué à doter d'un chef-d'œuvre une église dédiée à la Très Sainte Vierge Marie. »

Ces lignes étaient datées du 1er mars 1904. En moins de quinze jours, quatre-vingt-onze écussons étaient souscrits ; les autres étaient assurés ou promis. Le projet abandonnait donc ses allures modestes, timides, presque hésitantes du début ; il revêtait tout d'un coup la forme et l'importance d'une manifestation aussi unanime que spontanée des habitants de la Châtellenie, et cela, avec une délicatesse vraiment touchante et une noblesse de sentiments qui s'alliaient à l'expression d'une foi vivace et d'une inébranlable confiance en la Madone lilloise. « Il y a des choses exquises dans les lettres qui accompagnent les souscriptions, me disait M. Vandame ; mais la plupart réclament le silence sur les noms des donateurs. Il faudra donc renoncer à publier la liste des souscripteurs et laisser à Notre-Dame de la Treille le soin de récompenser, dans l'intimité, ses fidèles et dévots serviteurs. Nous devrons nous résoudre à n'adresser à ces généreuses personnes qu'un simple accusé de réception ; mais nous tâcherons de le présenter d'une façon qui ne soit pas trop indigne de l'œuvre accomplie, ni trop indigne de ceux qui nous ont fourni les ressources nécessaires à sa réalisation. »

De là cette présente notice destinée à accompagner et à expliquer les quatorze planches [1] que M. le chanoine Vandame a voulu offrir en témoignage de gratitude aux souscripteurs de l'Armorial-Mosaïque. Elle comprendra quelques notions historiques et topographiques sur la Châtellenie de Lille ; puis les explications nécessaires pour comprendre les dessins et les termes employés dans la lecture des blasons de la mosaïque ; enfin, en regard de chaque planche, la lecture même de ces blasons et les observations auxquelles un certain nombre d'entre eux fournissent l'occasion.

---

1. La réduction (pour gravure) du dessin représentant l'ensemble de la mosaïque a été exécutée par le Cher Frère Fidèle-Gabriel, directeur de l'École Saint-Luc, à Lille, celle des blasons a été faite par MM. Charles Delerue et Albert Van den Dooren, élèves de la même École.

La Châtellenie de Lille.

___

Maîtres de la Gaule Belgique, les Romains adoptèrent les limites des différentes tribus ou nations qui la peuplaient, comme base de sa division en *cités, civitates*, sur l'étendue desquelles le Christianisme, à son tour, régla et maintint la circonscription de ses diocèses.

Sous les Francs, le territoire se trouve divisé en *pagi* ou *cantons*, et l'administration organisée en *comtés*, subdivisés en *vicairies* ou *vicomtés*.

Plus tard, le comte de Flandre, investi du triple pouvoir judiciaire, administratif et militaire, allié du Roi, réunissait les prérogatives des princes souverains. Des lieutenants le suppléaient, sous le titre de *vicaires* ou *vicomtes*, dans les différents districts du comté, ayant pour siège de leur office un château-fort, destiné non seulement à défendre le bourg aggloméré sous son ombre, mais encore à protéger le pays environnant dans un certain rayon. Telle devait être la forteresse établie sur les bords de la Deûle et qui dominait la bourgade déjà connue peut-être sous le nom de Lille, *Isla nomine* [1].

La *vicairie* admise, dans quelles conditions et à quelle époque se serait-elle convertie en *châtellenie*? Lille, villa royale sous les deux premières races, appartenait depuis 862 au domaine propre des comtes de Flandre, qui en conservèrent la seigneurie, mais qui, amenés par les progrès du système féodal à reconnaître l'inamovibilité des bénéfices et leur possession à titre de fief, auraient ainsi laissé à leur *vicaire* du lieu, avec le domaine particulier attaché à son office, la garde du *château* et les autres fonctions qu'il exerçait en leur lieu et place, telles que le commandement de la milice, l'exécution des jugements civils et criminels et les avoueries ecclésiastiques. Les comtes n'en

___

1. Sur les origines, soit légendaires, soit historiques, de la ville de Lille, on lira avec grand fruit le premier chapitre du premier volume de l'*Histoire de l'église collégiale et du chapitre de Saint-Pierre de Lille*, par Mgr Ed. HAUTCŒUR. (Lille, Lefebvre-Ducrocq, 1896); ainsi que le premier chapitre de l'*Histoire de Notre-Dame de la Treille, patronne de Lille*, du même auteur. (Lille, Lefebvre-Ducrocq, 1900).

demeuraient pas moins les suzerains et les maîtres sous tous rapports, judiciaire, administratif et militaire, de la contrée qu'on nommait, dès 967, la *Châtellenie de Lille*.

Baudouin V, auquel l'histoire a consacré le nom de Baudouin de Lille, fut l'insigne bienfaiteur de cette ville. Il y éleva, vers 1050, l'église collégiale de Saint-Pierre, dont la fondation marqua, pour la bourgade ignorée jusque-là, une ère de développement et de prospérité. Il établit en même temps une enceinte qui renferma le palais du prince et la collégiale avec ses dépendances. Cette enceinte fut le *Castrum* ou *Castellum*, le *Château* de Lille, relié à l'agglomération principale par un pont jeté sur la Deûle. L'ancienne forteresse, qui occupait la butte appelée la *Motte du Châtelain*, fut conservée comme donjon et resta le siège de la juridiction de cet officier. Cette *Motte du Châtelain*, appelée plus tard la *Motte de Saint-Pol*, puis la *Motte-Madame*, du nom de Marie de Luxembourg, dernière châtelaine issue de cette maison, fut nivelée en 1848 et fournit l'emplacement où s'élève actuellement la Basilique de Notre-Dame de la Treille.

La *Châtellenie* de Lille, succédant à l'ancienne *vicairie*, constituait, dans l'organisation du régime féodal, l'un des ressorts où s'exerçaient l'autorité et la juridiction suzeraines réservées au comte comme seigneur de tout le pays. Le siège de cette cour, *aula comitis*, était la résidence du Comte, le palais de la Salle. Le Châtelain de Lille et tous les vassaux du Comte dans le même ressort tenaient leurs fiefs en hommages de la Salle de Lille.

Topographiquement, la *Châtellenie de Lille* comprenait, à peu de chose près, la circonscription territoriale qui forme aujourd'hui notre *arrondissement de Lille*. Il y avait bien, en dehors de ce périmètre, un quartier nommé *l'Outre-Escaut*, mais les paroisses qui formaient ce quartier n'appartiennent pas au département du Nord. Quant au *Comté*, qui était aussi compris dans la Châtellenie, il se composait seulement d'enclaves, dispersées dans les autres quartiers.

La Châtellenie, limitée à notre arrondissement actuel, se subdivisait en cinq quartiers : *Mélantois, Carembaut, Pèvele, Ferrain* et *Weppes*.

Le Mélantois. — Le *pagus Medenentensis*, ou *quartier du milieu*, était limité au nord et à l'est par la Marque, au midi par le Carembaut et à l'ouest par la Deûle.

Il comprenait, en y comptant la ville même de Lille, vingt-neuf localités ou communautés de l'arrondissement actuel. Seclin en était le chef-lieu.

Annappes.	Haubourdin.	Péronne.
Anstaing.	Hellemmes.	Ronchin.
Ascq.	Houplin.	Sainghin-en-Mélantois.
Avelin.	La Madeleine.	Seclin.
Emmerin.	Lesquin.	Templemars.
Esquermes.	Lezennes.	Tressin.
Faches.	Lille.	Vendeville.
Fives.	Loos.	Wattignies.
Flers.	Mons-en-Barœul.	Wazemmes.
Fretin.	Noyelles.	

Le Carembaut. — Le *pagus Carabantensis, Caribant, Carinbaut*, était limité au nord par le Mélantois, au sud par l'Artois, à l'est par la Pèvele, et à l'ouest par la Deûle, qui le séparait du Weppes. Il comprenait onze communautés de l'arrondissement actuel. Phalempin en était le chef-lieu.

Allennes-les-Marais.	Carnin.	La Neuville.
Annœullin.	Chemy.	Phalempin.
Bauvin.	Gondecourt.	Provin.
Camphin-en-Caremb.	Herrin.	

La Pèvele. — Le *pagus Pabulensis, Pabula*, dont la tête était Orchies, s'étendait originairement jusqu'à la Scarpe, qui le séparait de l'Ostrevant, et jusqu'à Saint-Amand. Orchies devint à son tour le siège d'une châtellenie. Le quartier qui représente la Pèvele dans l'arrondissement de Lille, avait pour limites au nord le Ferrain, à l'est le Tournaisis, au midi l'arrondissement de Douai, à l'ouest la Marque, qui le sépare du Mélantois et du Carembaut. On y compte vingt-cinq communautés. Cysoing en était le chef-lieu.

Attiches.	Cysoing.	Ostricourt.
Bachy.	Ennevelin.	Pont-à-Marcq.
Bersée.	Genech.	Templeuve.
Bourghelles.	Gruson.	Thumeries.
Bouvines.	Louvil.	Tourmignies.
Camphin-en-Pèvele.	Mérignies.	Wahagnies.
Cappelle.	Moncheaux.	Wannehain.
Chéreng.	Mons-en-Pèvele.	
Cobrieux.	Mouchin.	

Le Ferrain. — La *Ferraina regiuncula* avait pour limites au nord la Lys, au sud la Pèvele et la Marque, qui la séparaient du Mélantois, à l'est le Tournaisis et à l'ouest la Deûle, qui la séparait du Weppes. Elle comprenait vingt-neuf communautés de l'arrondissement actuel de Lille. Comines en était le chef-lieu.

Baisieux.	Leers.	Sailly.
Bondues.	Linselles.	Toufflers.
Bousbecque.	Lys.	Tourcoing.
Comines.	Marcq-en-Barœul.	Wambrechies.
Croix.	Marquette.	Warneton.
Deûlémont.	Mouvaux.	Wasquehal.
Forest.	Neuville.	Wattrelos.
Halluin.	Quesnoy-sur-Deûle.	Wervicq.
Hem.	Roncq.	Willems.
Lannoy.	Roubaix.	

Le Weppes. — La *Weppesana regio*, *Weppis*, était bornée au nord par la Lys et la Deûle, au levant et au midi par la Deûle, qui la séparait du Ferrain, du Mélantois et du Carembaut, au couchant par l'Artois, où elle s'étendait jusqu'à Givenchy et Haisnes. Elle renfermait trente-sept localités de l'arrondissement actuel de Lille. Wavrin était son chef-lieu.

Armentières.	Fromelles.	Pérenchies.
Aubers.	Hallennes.	Prémesques.
Beaucamps.	Hantay.	Radinghem.
Bois-Grenier.	Herlies.	Sainghin-en-Weppes.
Capinghem.	Houplines.	Saint-André.
Chapelle-d'Arment.	Illies.	Salomé.
Englos.	La Bassée.	Santes.
Ennetières-en-Weppes.	Lambersart.	Sequedin.
Erquinghem-le-Sec.	Ligny.	Verlinghem.
Erquinghem-Lys.	Lomme.	Wavrin.
Escobecque.	Lompret.	Wicres.
Fournes.	Le Maisnil.	
Frelinghien.	Marquillies.	

A consulter : Th. Leuridan, *Les châtelains de Lille* (Lille, 1873. In-8) et *Statistique féodale de la châtellenie de Lille.* (Lille, 1886-1901. Six vol. in-8).

L'Armorial.

La principale, et à dire vrai, la seule source *officielle* à laquelle nous pouvions recourir, est l'*Armorial général* dressé par ordre de Louis XIV, de 1696 à 1710. On y trouve les armoiries des familles, des villes, communautés et institutions, qui, pour en légitimer ou pour en régulariser la possession, les firent enregistrer moyennant un droit de finance. Les registres qui ont rapport à notre région ont été publiés par M. BOREL D'HAUTERIVE, sous le titre d'*Armorial de Flandre, du Hainaut et du Cambrésis* (Paris, 1856. In-8). Malheureusement, nous n'y trouvons qu'un fort petit nombre de nos 128 communautés. Cela s'explique ; la plupart des villages n'avaient d'autres armes que celles des familles nobles ou des abbayes qui en possédaient la seigneurie ; de plus, parmi ceux qui avaient obtenu la concession d'armoiries particulières, plusieurs négligèrent de les faire enregistrer.

Pour établir les armoiries de ces villages, il faut, en l'absence de document officiel, avoir recours, soit à la tradition suffisamment établie, soit aux manuscrits héraldiques et généalogiques. Encore est-il nécessaire, quand il s'agit de ces derniers, de contrôler sévèrement les données qu'ils fournissent, car leur valeur est fort variable, suivant l'autorité même de leurs auteurs ; ils contiennent assez fréquemment des inexactitudes, voire des fautes ou des confusions grossières. Il en est de même des ouvrages imprimés, dont les auteurs se sont trop aisément bornés à reproduire les indications de tel ou tel autre manuscrit, sans procéder à ce contrôle sévère dont nous parlons. On en trouvera de nombreux et regrettables exemples dans les notes qui suivront la description des planches de notre Armorial.

Quant aux villages pour lesquels manquent les documents officiels, la tradition bien établie et les indications acceptables des manuscrits, nous n'avions qu'un seul parti à prendre. C'était de les représenter, en notre mosaïque, par les armoiries des abbayes dont ils relevaient, ou par celles des familles nobles qui en ont possédé la seigneurie. Grâce à la *Statistique féodale de la Châtellenie de Lille*, déjà citée, et à un certain nombre de bonnes monographies que nous indiquerons chemin faisant, nous possédons, pour chacun des villages de l'arrondissement, la succession à peu près complète de leurs seigneurs. A défaut d'autres données, nous avons donc choisi, parmi ces familles seigneuriales, celles qui ont possédé le plus longtemps la seigneurie, ou bien celles qui l'ont illustrée davantage.

Nous croyons devoir faire observer, dès maintenant, que trois des communes actuelles de l'arrondissement de Lille n'ont pu trouver place dans cet armorial, pour la raison qu'elles ne datent que du XIXe siècle. Ce sont :

BOISGRENIER. — Weppes ; canton d'Armentières. — Érigé en commune par une loi du 20 juin 1854, Boisgrenier était, avant 1789, une seigneurie à Armentières.

CHAPELLE D'ARMENTIÈRES. — Weppes ; canton d'Armentières. — Hameau d'Armentières érigé en commune le 22 novembre 1820.

SAINT-ANDRÉ. — Weppes; canton ouest de Lille. — Commune nouvelle, qui faisait autrefois partie du faubourg de Saint-Pierre, de Lille.

Enfin, un certain nombre des localités de l'arrondissement ayant la même origine, la même mouvance et les mêmes seigneurs, portaient conséquemment des armoiries identiques. Cela nous a permis parfois de réunir un groupe de deux villages sous un même écusson, par exemple *Croix* et *Marcq-en-Barœul*; la disposition de la mosaïque, et l'exiguïté de l'espace que nous pouvions utiliser pour les *quartiers* les plus chargés, nous ont contraint à prendre cette mesure [1]. Mais dans les planches qui vont suivre, on trouvera reproduites, sans exception et séparément, les armoiries de chaque localité, à leur ordre alphabétique.

---

1. Quand un seul écusson sert pour deux villages, dans la mosaïque, les noms des deux localités sont inscrits dans le phylactère ou banderole qui accompagne l'écusson.

Vocabulaire héraldique.

Le langage héraldique peut n'être pas familier à toutes les personnes auxquelles est destinée la présente notice ; les termes employés dans la lecture des planches de notre armorial resteraient pour elles dénués de signification, ou bien risqueraient d'être mal compris. Elles pourraient, il est vrai, recourir à l'un des nombreux traités publiés sur la matière ; mais ces ouvrages pêchent souvent par leur trop grande prolixité, par l'emploi d'expressions trop techniques, parfois aussi par un pompeux étalage d'érudition et demeurent ainsi inaccessibles pratiquement aux personnes qui ne sont pas, au moins partiellement, initiées à ce genre d'études.

Il nous a paru plus expédient d'éviter cette peine à nos lecteurs, en leur mettant sous les yeux, en quelques pages, l'explication des seuls termes employés dans la description des blasons de l'armorial, et qui ne font pas partie du langage usuel. Nous les rangeons par ordre alphabétique, sous forme de vocabulaire.

ABIME. — On dit qu'une pièce quelconque est posée *en abîme*, quand elle occupe le centre de l'écu.

ABOUTÉ. — Les pièces *aboutées* sont celles qui se touchent par les bouts

ACCOLÉ. — Les pièces *accolées* sont celles qui se touchent par les côtés.

ACCOMPAGNÉ. — Se dit des pièces secondaires qui *accompagnent* la pièce ou figure principale de l'écu. Un chevron *accompagné* de trois croix.

ALAISÉ, ALÉSÉ, ALEZÉ. — Se dit de toute pièce honorable, dont les extrémités ne touchent pas les bords de l'écu.

ALÉRION. — Petite aigle, sans bec ni pattes, posée debout, en pal, les ailes ouvertes mais abaissées vers la pointe de l'écu.

ANCRÉ. — Pièce dont les extrémités se terminent en forme de double crochet, comme une ancre de navire.

ARGENT. — L'un des deux métaux usités en armoiries. En gravure, on l'indique par une surface unie, sans aucune hachure.

ARMÉ. — Se dit du lion, de l'aigle, etc., lorsque leurs griffes ou leurs serres sont d'un émail différent de celui de leur corps.

AZUR. — La couleur *bleue* employée en armoiries. En gravure, elle est indiquée par des traits horizontaux.

BANDE ; BANDÉ ; EN BANDE. — La *bande,* pièce honorable de l'écu, se pose en diagonale de l'angle dextre supérieur à l'angle senestre inférieur. — Quand un écu est couvert de 4, 6 ou 8 bandes, alternant de métal ou de couleur, on dit que cet écu est *bandé* de 4, 6 ou 8 pièces. — Quand une pièce quelconque est placée suivant la même diagonale que la bande, on la dit posée *en bande.*

BARRE. — Ce qui est dit pour la *bande* s'applique à la *barre.* Il n'y a de différence que la *barre* se pose en diagonale de l'angle senestre supérieur à l'angle dextre inférieur.

BATON. — Sorte de bande, n'ayant que le tiers de la largeur ordinaire de la bande.

BECQUÉ. — Se dit de l'aigle et des oiseaux, lorsque leur bec est d'un autre émail que leur corps.

BESANT. — Figure ronde et pleine, représentant une pièce de monnaie d'or ou d'argent.

BILLETTES. — Petit rectangle posé verticalement dans le sens de sa plus grande longueur.

BRÉTESSÉ. — Se dit des fasces, pals, croix, sautoirs, etc., qui sont crénelés sur toutes leurs faces, les créneaux des deux côtés étant opposés l'un à l'autre. Quand au créneau de l'un des côtés est opposé l'espace vide de l'autre, la pièce est dite *brétessée et contre-brétessée.*

BROCHANT. — Se dit de toute pièce posée sur une autre, passant sur une autre en la cachant en partie.

BURELÉ. — Se dit de l'écu divisé horizontalement par un nombre pair de fasces diminuées, c'est-à-dire moins larges que les fasces ordinaires.

CANTON. — Partie carrée qui occupe l'un des angles de l'écu ; ou encore les quatre espaces vides laissés sur le champ de l'écu par une croix ou un sautoir. Dans ce dernier cas, si ces espaces sont chargés d'une ou de plusieurs pièces, la croix ou le sautoir sont dits *cantonnés* de ces pièces.

CHAMP. — C'est la surface même ou le fond de l'écu. En blasonnant, on énonce en premier lieu l'émail du champ, puis les pièces et meubles qui s'y trouvent. Pour éviter de répéter un émail semblable à celui de l'écu, on dit : *du champ.*

CHARGÉ. — Se dit de toute pièce sur laquelle une ou plusieurs autres pièces sont posées.

CHEF. — C'est la partie supérieure de l'écu, séparée du champ par une ligne horizontale. Une pièce est dite posée *en chef,* quand elle occupe cette partie.

CHEVRON. — Pièce formée de deux bandes plates assemblées en forme de V renversé, ou de compas ouvert, les pointes en bas.

CŒUR. — Synonyme d'abîme. Une pièce est placée *en cœur* ou *en abîme*, quand elle occupe le centre de l'écu.

COMPONÉ. — Une pièce formée par deux lignes parallèles, lorsqu'elle est partagée en tranches alternativement de métal et de couleur, est dite *componée*.

COQUILLE. — Coquille de mer, ou coquille Saint-Jacques, montrant sa face extérieure.

COTICE. — Sorte de bande, de la moitié ou du tiers de la largeur ordinaire de la bande

COUPÉ. — Écu divisé en deux parties égales par une ligne horizontale.

CRÉQUIER. — Arbre héraldique, sorte de prunier sauvage. Il est stylisé et affecte une certaine ressemblance avec un chandelier à sept branches.

DE MÊME; DU MÊME. — Tournure employée dans l'explication du blason, pour éviter de répéter l'émail qu'on vient d'énoncer. Au lieu de dire : au chevron *d'or* accompagné de trois croix *d'or*, on dit : de trois croix *du même*.

DEXTRE. — C'est le côté *droit* de l'écu, se trouvant par conséquent à la gauche du spectateur.

DIMINUÉ. — Se dit de toute pièce dont la largeur est amoindrie.

ÉCARTELÉ. — Écu divisé en quatre quartiers égaux par un trait horizontal et par un trait vertical. Le 1er quartier est en chef à dextre ; le 2e en chef à senestre; le 3e en pointe à dextre, au-dessous du premier ; le 4e en pointe à senestre, au-dessous du second.

ÉCHIQUETÉ. — Divisé en forme d'échiquier.

ÉMAUX. — Nom collectif comprenant les deux métaux, les six couleurs et les deux fourrures, qu'on emploie en armoiries. Les métaux sont l'*or* et l'*argent*; les couleurs sont le *gueules*, l'*azur*, le *sinople*, le *sable*, le *pourpre* et l'*orangé*; les fourrures sont l'*hermine* et le *vair*. — Voir ces mots.

ENGRELÉ. — Se dit des pièces honorables bordées de petites dentelures dont les côtés s'arrondissent un peu.

ÉPLOYÉ. — Se dit des aigles dont les ailes sont étendues.

ESCARBOUCLE. — C'était, sans doute, à l'origine, une garniture de fer à plusieurs branches servant à renforcer le bouclier. L'escarboucle devint ensuite un symbole héraldique, sorte de pierre précieuse sphérique ou quadrilobée, projetant huit rais ou rayons, en forme de bâtons fleurdelisés, posés en croix et en sautoir.

FASCE; EN FASCE; FASCÉ; CONTRE-FASCÉ. — La *fasce* est une pièce honorable occupant horizontalement le tiers central de l'écu, et séparant le chef de la pointe. Quand il y a deux ou plusieurs fasces, chacune d'elles diminue de hauteur en proportion de leur nombre.

— Les diverses pièces sont dites posées *en fasce*, quand elles occupent la place réservée à la fasce, ou quand elles sont placées horizontalement à côté l'une de l'autre. — Un écu ou une pièce sont *fascés*, quand ils sont divisés par fasces en nombre pair. — *Contre-fascé* se dit de l'écu parti et fascé d'émaux opposés dans chaque division du parti.

Fiché. — Se dit de certaines pièces, surtout de petites croix, dont le pied est aiguisé ou effilé.

Flancs. — Désigne le côté dextre et le côté senestre de l'écu.

Franc-Canton. — Pièce qui occupe un espace carré à dextre du chef; le *franc-canton*, appelé aussi *franc-quartier*, est plus grand que le *canton* simple.

Fretté. — Le *fretté* se compose de trois bandes et de trois barres qui s'enchevêtrent en forme de treillis, en laissant entre elles des espaces vides nommés claires-voies.

Gironné. — Se dit de l'écu divisé en un nombre pair de parties triangulaires dont la base est formée par les bords de l'écu, et dont la pointe est au centre.

Gueules. — Couleur *rouge* du blason. Elle est figurée par des hachures ou des lignes verticales.

Hachures. — Traits de convention employés pour représenter en gravure les métaux et les couleurs du blason.

Hermine. — Fourrure qu'on représente par un champ d'argent, semé de mouchetures de sable en forme de petites croix terminées par trois pointes s'élargissant par la base.

Lambel. — Pièce composée d'une traverse horizontale, appelée *fil*, à laquelle sont suspendues des pièces triangulaires, nommées *pendants*.

Lampassé. — Se dit de l'animal qui laisse passer sa langue, d'un émail différent de celui du corps.

Membré. — Se dit de l'animal dont les pattes et les griffes sont d'un émail différent de celui du corps.

Merlette. — Petit oiseau sans bec ni pattes.

Métaux. — Ce terme désigne l'or et l'argent employés en blason.

Meubles. — Nom des objets de toutes sortes qui paraissent dans les armoiries.

Or. — L'un des deux métaux du blason. En gravure l'or est figuré par un pointillé.

Orle. — Bordure intérieure de l'écu, dont elle ne touche pas les bords. — Les pièces sont dites posées *en orle*, quand elles sont rangées dans la direction réservée à cette bordure

Pal. — Pièce occupant verticalement le tiers central de l'écu et séparant le flanc dextre du flanc senestre. Quand il y a deux ou plusieurs pals, chacun d'eux diminue de largeur en proportion du nombre. — Les pièces diverses sont dites posées *en pal*, quand elles occupent la place réservée au pal, ou quand elles sont placées verticalement l'une au-dessus de l'autre.

PARTI. — Se dit de l'écu divisé en deux parties égales par un trait perpendiculaire.

PLUMETÉ. — Se dit d'un écu entièrement couvert de bouts de plumes ou de feuilles rangées les unes à côté des autres et de deux émaux alternativement.

POINTE. — C'est la partie inférieure de l'écu. — Les pièces placées dans cette partie se disent posées *en pointe*.

QUARTIERS. — Ce sont les parties de l'écu produites par un trait vertical et un trait horizontal. — Voir : *Écartelé*. — L'écu se divise en quatre quartiers ; mais on peut aussi augmenter ce nombre par un second trait vertical, ou un second trait horizontal, ou par plusieurs traits horizontaux ou verticaux.

QUINTEFEUILLE. — C'est la rose stylisée, c'est-à-dire une fleur à cinq feuilles pointues et percée au milieu.

RAIS. — Se dit des pointes des étoiles et des rayons de l'escarboucle.

RECROISETTÉ. — Se dit de la croix dont les branches forment d'autres petites croix à leurs extrémités.

SABLE. — Couleur *noire* des armoiries. On la représente en gravure par des traits horizontaux et verticaux qui se croisent en quadrillé.

SAUTOIR. — Réunion de la bande et de la barre ; on l'appelle aussi *croix de Saint-André*. — Les pièces sont dites posées *en sautoir* quand elles sont rangées dans la direction propre au sautoir, ou lorsqu'elles sont placées l'une sur l'autre de manière à former un sautoir.

SENESTRE. — Côté gauche de l'écu, conséquemment à la droite du spectateur.

SINOPLE. — C'est la couleur *verte* usitée en blason. En gravure, on la désigne par des traits diagonaux tirés de dextre à senestre, dans le sens de la bande.

SUR LE TOUT. — Se dit d'un écusson posé au point d'intersection des quatre quartiers d'un écu écartelé ; ou bien d'une pièce quelconque brochant ou posée sur toutes les autres parties énoncées précédemment.

TIERCEFEUILLE. — C'est la fleur à trois feuilles pointues, sans tige ni queue.

TIRÉS. — Indique les traits ou rangées du vair, de l'échiqueté, etc.

TRAITS. — Synonyme de tirés.

TRÈFLE. — Feuille à trois parties doublement arrondies, et munie d'une tige.

VAIR. — Fourrure usitée en armoiries ; elle est pommelée d'argent ou de blanc et d'azur ou de bleu. Chacune des parties d'argent affecte assez bien la forme d'une cloche de jardin renversée, posée, ou plutôt cousue sur fond d'azur.

Vivré. — Se dit de lignes ou de pièces à angles rentrants et saillants.

EXPLICATION DES PLANCHES

Nous donnerons, en regard de chacune des planches, la lecture des armoiries qu'elle comprend, avec quelques brèves explications. On trouvera après la dernière planche les notes jugées trop longues pour entrer dans le texte.

L'écusson central est celui des hauts-justiciers de la Châtellenie ; il doit se lire ainsi : *De gueules à la fleur de lis d'argent* (qui est Lille), *chargée en chef d'un écusson de gueules au chef d'or* (qui est Phalempin), *à dextre d'un écusson bandé d'or et d'azur de six pièces* (qui est Cysoing), *à senestre d'un écusson d'azur à l'écu d'argent en abîme* (qui est Wavrin), *et en pointe d'un écusson de gueules, au chevron d'or accompagné de trois coquilles du même, et à la bordure aussi d'or* (qui est Comines).

Vers 1304, par suite de la guerre malheureuse du comte Gui de Dampierre contre Philippe le Bel, les villes de Lille, Douai et Orchies, et leurs châtellenies furent démembrées du comté de Flandre et formèrent, dès lors, sous le nom de *Flandre wallonne*, une province séparée et constituée en corps d'État. Elles furent ainsi maintenues en 1369, lorsqu'elles revinrent à Louis de Mâle, et en 1668, quand Louis XIV en fit la conquête.

Les États de la Flandre wallonne, dits communément *États de Lille*, étaient composés du Magistrat de Lille, de deux députés de chacune des villes de Douai et d'Orchies, et de quatre seigneurs hauts-justiciers. Ces derniers représentaient le plat pays et siégeaient dans les assemblées, non en personne, mais par leurs baillis, qui étaient en général des hommes considérables, faisant partie de la noblesse.

Les seigneuries qui donnaient à leur bailli l'accès aux États, étaient le fief de Phalempin, domaine du châtelain de Lille, dans le Carembaut ; la baronnie de Cysoing, dans la Pèvele ; la terre de Wavrin, dans le Weppes ; et la seigneurie de Comines, dans le Ferrain.

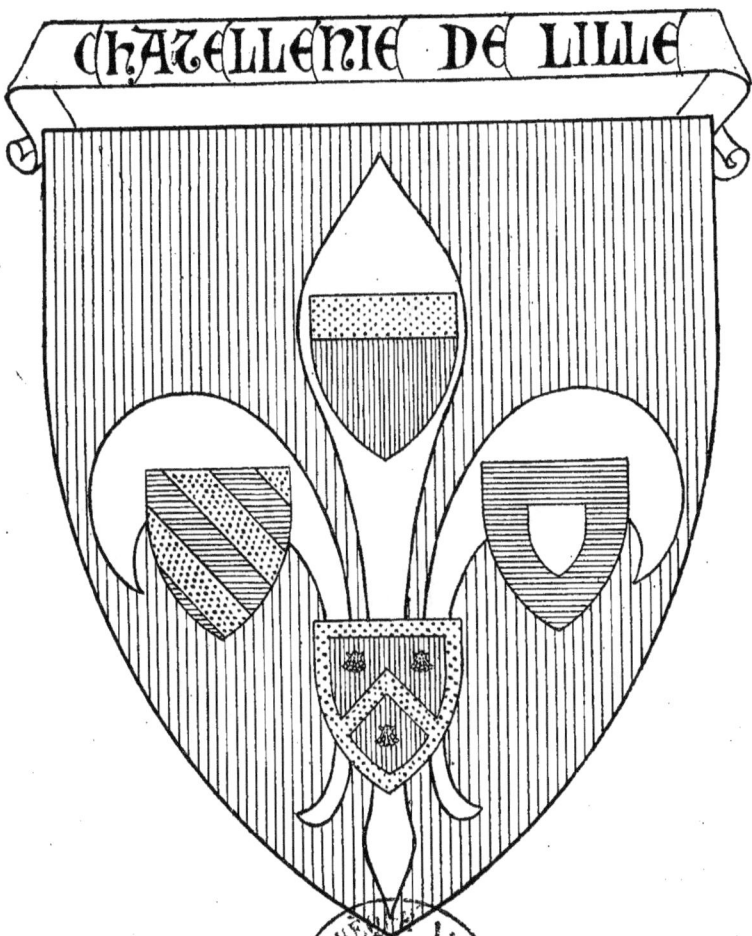

CHAZELLENIE DE LILLE

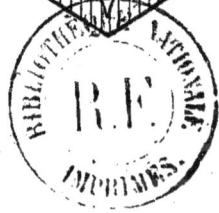

1. Allennes. — Carembaut; canton de Seclin. — *D'or, à dix losanges aboutées et accolées de gueules, posées, 3, 3, 3 et 1.* — Armes de la famille d'ALLENNES, connue dès le XIIIe siècle. (Note 1).

2. Annappes. — Mélantois; canton de Lannoy. — *De sinople, à la bande échiquetée d'argent et de gueules.* (Note 2). — Voir : Th. LEURIDAN, *Notice historique sur Annappes.* (Roubaix, 1881. In-8.)

3. Annœullin. — Carembaut; canton de Seclin. — *D'or, à la croix alaisée de gueules.* — Armoiries de l'abbaye de Saint-Vaast d'Arras enregistrées à l'*Armorial d'Artois*, n° 78, p. 35. Annœullin, Bauvin et Mons-en-Pèvele étaient du domaine de cette abbaye.

4. Anstaing. — Mélantois; canton de Lannoy. — *D'or, au premier quartier de gueules.* — Armes des DU MEZ, seigneurs d'Anstaing au XVe siècle.

5. Armentières. — Weppes; chef-lieu de canton. — *D'argent, à une fleur de lis de gueules, accompagnée en chef d'un soleil d'or à dextre et d'une lune en décours du même à senestre.* — Enregistrées à l'*Armorial de Flandre*, n° 269, p. 52. (Note 3).

6. Ascq. — Mélantois; canton de Lannoy. — *D'or, à la fasce d'azur, au sautoir de gueules brochant sur le tout.*

7. Attiches. — Pèvele; canton de Pont-à-Marcq. — *D'or, à la bande échiquetée de gueules et d'argent.* — Armes de l'ancienne famille D'ASTICHES, qui posséda la pairie d'Attiches du XIIIe siècle à 1556.

8. Aubers. — Weppes; canton de La Bassée. — *De gueules, à la croix d'or.*

9. Avelin. — Mélantois; canton de Pont-à-Marcq. — *De gueules au chef d'hermines.*

10. Bachy. — Pèvele; canton de Cysoing. — *De gueules, au chef d'or, chargé à dextre d'un lion de sable.* — Armes d'une branche de l'ancienne famille seigneuriale DE BACHY OU DE BAISSY.

11. Baisieux. — Ferrain; canton de Lannoy. — *Bandé d'or et d'azur de six pièces.* — Baisieux était un membre de la baronnie de Cysoing et en portait les armes. (Note 4).

12. Bauvin. — Carembaut; canton de Seclin. — *D'or, à la croix alaisée de gueules* — Armes de l'abbaye de Saint-Vaast d'Arras. — Voir : Annœullin — (Note 5).

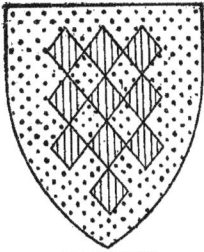

ALLENNES

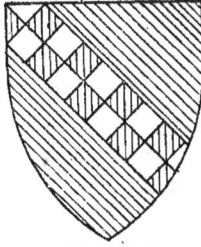

ANNAPPES

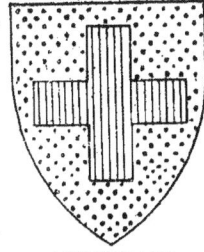

ANNŒULLIN

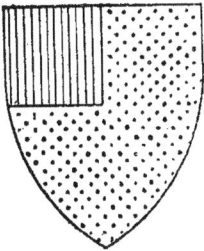

ANSTAING

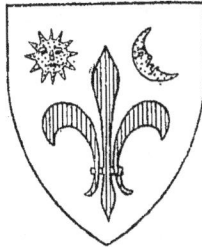

ARMENTIÈRES

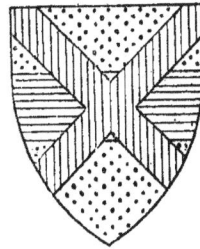

ASCQ

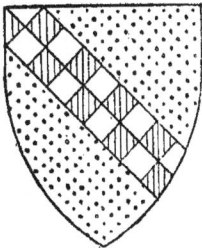

ATTICHES

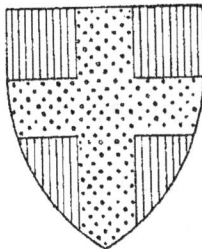

AUBERS

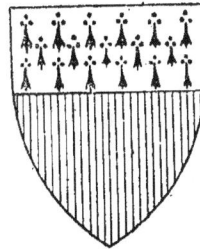

AVELIN

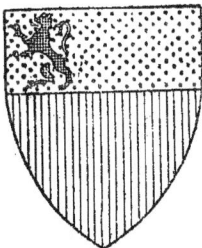

BACHY

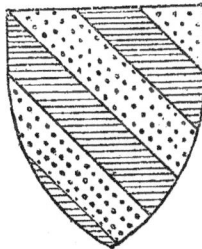

BAISIEUX

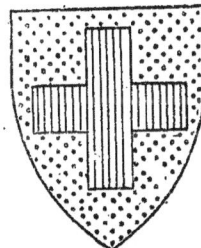

BAUVIN

13. Beaucamps. — Weppes; canton d'Haubourdin. — *De sinople, à la fasce d'hermines.* — Armes de la maison D'ONGNIES, qui posséda la seigneurie de Beaucamps, aux XVIIe et XVIIIe siècles.

14. Bersée. — Pèvele; canton de Pont-à-Marcq. — *D'or, à la croix de gueules, cantonnée de seize alérions d'azur.* — Armes des DE MONTMORENCY, seigneurs de Bersée, du XVe au XVIIIe siècles.

15. Bondues. — Ferrain; canton de Tourcoing. — *D'or, au franc-canton de sable.* (Note 6). — Voir : DERVAUX, *Bondues ; histoire de cette commune.* (Lille, 1854. In-8).

16. Bourghelles. — Pèvele; canton de Cysoing. — *D'argent, au chef de gueules.* — Armes de l'ancienne famille seigneuriale du nom DE BOURGHELLES.

17. Bousbecque. — Ferrain; canton de Tourcoing. — *De sinople à trois tierces-feuilles d'or.* (Note 7). — Voir : J DALLE, *Histoire de Bousbecque.* (Wervicq, 1880. In-8).

18. Bouvines. — Pèvele; canton de Cysoing. — *Bandé d'or et d'azur de six pièces.*

19. — Camphin-en-Carembaut. — Carembaut; canton de Seclin. — *De gueules à trois clefs d'argent mises en pal, 2 et 1, le panneton à dextre.* — Armes de l'abbaye de Saint-Pierre au Mont Blandin à Gand, à laquelle appartenait la seigneurie de ce village.

20. Camphin-en-Pèvele. — Pèvele; canton de Cysoing. — *D'azur, à sept besants d'or, posés 3, 3 et 1.*

21. Capinghem. — Weppes; canton d'Armentières. — *De sable, au lion d'argent.*

22. Cappelle. — Pèvele; canton de Cysoing. — *Écartelé d'or et de gueules.*

23. Carnin. — Carembaut; canton de Seclin. — *D'argent, à trois têtes de lions de gueules, lampassés et couronnés d'azur.* (Note 8). — Armes de la famille DE VARICK, qui acquit la seigneurie de Carnin en 1632. — Voir : Th. LEURIDAN, *Notice historique sur Carnin.* (Roubaix, 1899. In-8).

24. Chemy. — Carembaut; canton de Seclin. — *De gueules, à un saint Piat, revêtu d'ornements sacerdotaux, tenant le sommet de sa tête entre ses mains, ayant à ses pieds un cerf couché, le tout d'or.* — Armes du chapitre de Saint-Piat de Seclin, qui possédait la seigneurie de Chemy.

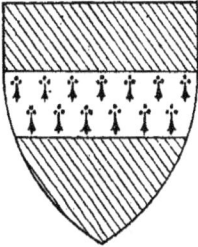

BEAUCAMPS

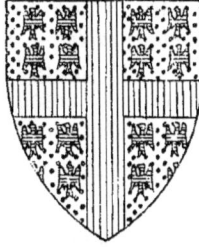

BERSÉE

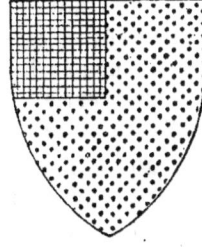

BONDUES

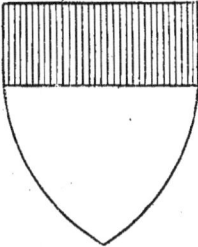

BOURGHELLES

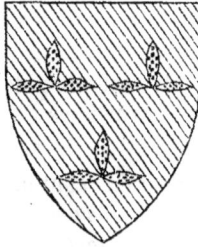

BOUSBECQUE

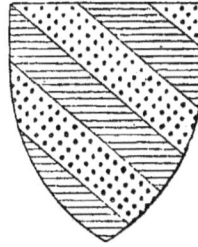

BOUVINES

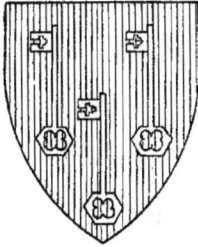

CAMPHIN
EN CAREMBAUT

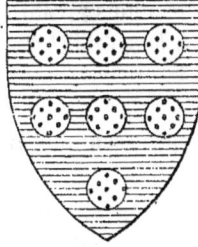

CAMPHIN
EN PÈVELE

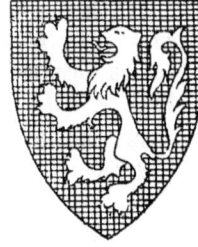

CAPINGHEM

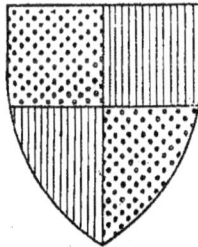

CAPPELLE

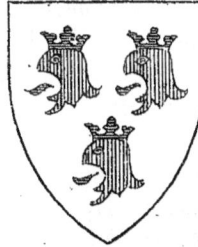

CARNIN

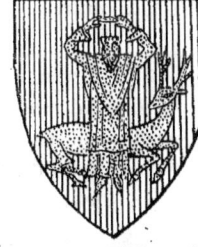

CHEMY

25. Chéreng. — Pèvele; canton de Lannoy. — *De gueules, au chef d'or, chargé d'un lion de sable.* — Armes de la famille tournaisienne DE BAISSY OU DE BACHY, qui fit l'acquisition, en 1391, de la seigneurie de Montmort ou de Chéreng — Voir : Th. LEURIDAN, *Notes pour servir à l'histoire de Chéreng.* (Roubaix, 1896. In-8).

26. Cobrieux. — Pèvele; canton de Cysoing. — *D'argent, au chevron de gueules, accompagné de trois croissants de sable.*

27. Comines. — Ferrain; canton de Quesnoy-sur-Deûle. — *D'argent à une clef de sable posée en pal, accompagnée de 5 quintefeuilles de gueules, 2 à dextre, 2 à senestre et 1 en pointe.* (Note 9).

28. Croix. — Ferrain; canton de Roubaix. — *D'argent, à la croix d'azur.* — Voir : Th. LEURIDAN, *Croix et ses seigneurs* (Roubaix, 1877. In-8).

29. Cysoing. — Pèvele; chef-lieu de canton. — *Bandé d'or et d'azur de six pièces.* — Armoiries de la *baronnie* de Cysoing. (Note 10).

30. Deûlemont. — Ferrain; canton de Quesnoy-sur-Deûle. — *Écartelé : aux 1 et 4, de gueules, à une fleur de lis d'argent ; aux 2 et 3, d'or, au lion de sable, lampassé de gueules; sur le tout un écusson d'or au créquier de gueules, brochant sur une crosse d'or en pal.* — *Armorial de Flandre*, nᵒ 126, p. 195. (Note 11).

31. Emmerin. — Mélantois; canton d'Haubourdin. — *De gueules, au lion d'or, armé, lampassé et couronné d'azur.* — Armes des DU CHASTEL, seigneurs d'Emmerin et d'Haubourdin (28 mai 1603).

32. Englos. — Weppes; canton d'Haubourdin. — *De sable, à l'écusson d'argent en abîme.*

33. Ennetières. — Weppes; canton d'Haubourdin. — *De sable, au chef d'argent.* — Armes des VILAIN DE GAND, seigneurs d'Ennetières par engagère de l'abbaye de Saint-Pierre de Gand, en 1582.

34. Ennevelin. — Pèvele ; canton de Pont-à-Marcq. — *Fascé contrefascé d'or et d'azur de quatre pièces.* — Armoiries des DE LE FLIE, seigneurs d'Ennevelin dès la fin du XVᵉ siècle.

35. Erquinghem-le-Sec. — Weppes; canton d'Haubourdin. — *D'or, à cinq cotices de gueules, au canton dextre du même.* — Armes des DE HARCHIES DE VILLE, seigneurs d'Erquinghem-le-Sec depuis la fin du XVIᵉ siècle.

36. Erquinghem-sur-la-Lys — Weppes; canton d'Armentières. — *D'or, au lion de sable, à la bande componée d'argent et de gueules brochant sur le tout.* — Armes DE FLANDRE, brisées d'une bande. — Plusieurs membres de la famille des comtes de Flandre possédèrent Erquinghem au XIIIᵉ et au XIVᵉ siècles. (Note 12).

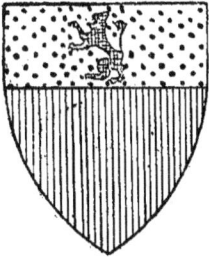

CHÉRENG

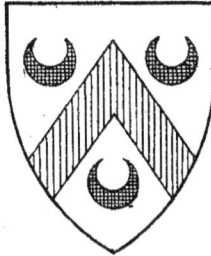

COBRIEUX

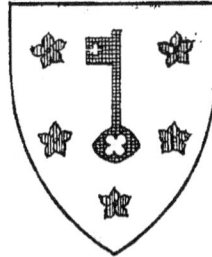

COMINES

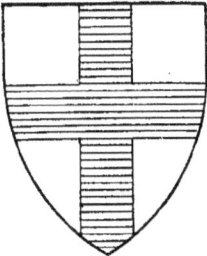

CROIX

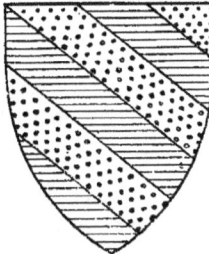

CYSOING

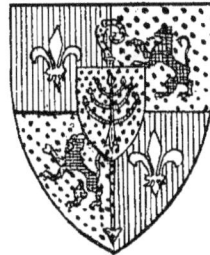

DEULEMONT

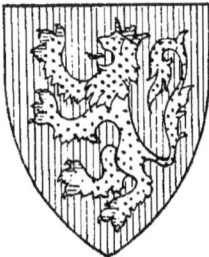

EMMERIN

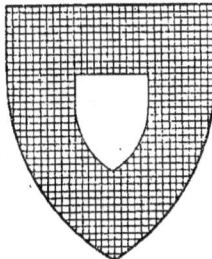

ENGLOS

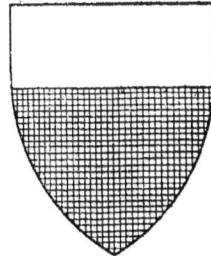

ENNETIÈRES

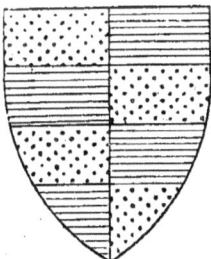

ENNEVELIN

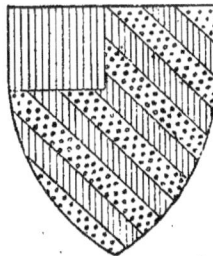

ERQUINGHEM
LE SEC

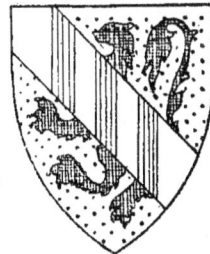

ERQUINGHEM
SUR LA LYS

37. Escobecque. — Weppes; canton d'Haubourdin. — *De sinople, à trois trèfles d'or.* — Armes de la famille seigneuriale D'ESCOBECQUE, connue dès le XIIIe siècle. (Note 13).

38. Esquermes. — Mélantois; Lille. — *De gueules, au nom d'Esquerme d'or, mis en bande, entre deux cotices du même, et accompagné en chef à senestre d'un écu d'or au lion de sable.* — Armes de la prévôté et échevinage d'Esquermes, qui faisait partie du domaine non inféodé des comtes de Flandre.

39. Faches. — Mélantois; canton sud-est de Lille. — *De sable, au lion d'or, armé et lampassé de gueules, l'écu semé de besants d'or.* — Armes de la famille LE MONNOYER DE HÉRIMEZ, qui possédait le fief de Faches et royaume des Timaux, aux XVe et XVIe siècles.

40. Fives. — Mélantois; Lille. — *D'azur, à un buste de saint Nicaise au naturel, mitré d'argent, l'écu semé de fleurs de lis d'or.* — Armes de l'abbaye de Saint-Nicaise de Reims, qui avait fondé un prieuré à Fives en 1104.

41. Flers. — Mélantois; canton de Lannoy. — *De gueules, au chef échiqueté d'argent et d'azur de trois tires.*

42. Forest. — Ferrain; canton de Lannoy. — *De gueules, au chef d'argent.*

43. Fournes. — Weppes; canton de La Bassée. — *Bandé d'argent et de gueules de six pièces.* — Armes des sires DE ROSIMBOS, à Fournes.

44. Frelinghien. — Weppes ; canton d'Armentières. — *D'azur, au nom de Frelenghien d'argent, mis en bande entre deux cotices d'or, et accompagné en chef à senestre d'un écu d'or au lion de sable.* — Armes de l'échevinage de Frelinghien, qui faisait partie du patrimoine des comtes de Flandre.

45. Fretin. — Mélantois; canton de Pont-à-Marcq. — *Bandé d'argent et d'azur de six pièces.* — Armes de la famille seigneuriale du nom de FRETIN.

46. Fromelles. — Weppes; canton de La Bassée. — *D'argent, à la croix de gueules.*

47. Genech. — Pèvele; canton de Cysoing. — *D'hermines, à la croix de gueules, chargée de cinq quintefeuilles d'or.* — Armes de la famille DE SAINTE-ALDEGONDE, qui posséda Genech depuis le XVIe siècle jusqu'à la Révolution.

48. Gondecourt. — Carembaut; canton de Seclin. — *D'argent, à la croix de gueules, chargée de cinq coquilles du champ.* — Armes des DE LA BROYE, seigneurs au XVIe et au XVIIe siècles.

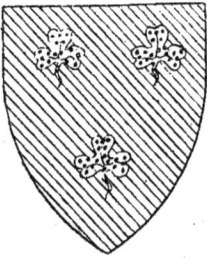

ESCOBECQUE

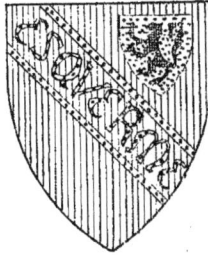

ESQUERMES

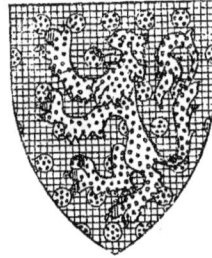

FACHES

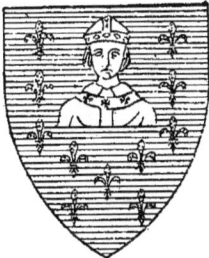

FIVES

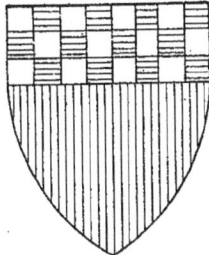

FLERS

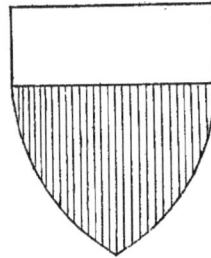

FOREST

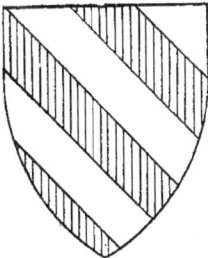

FOURNES

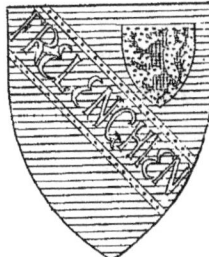

FRELINGHIEN

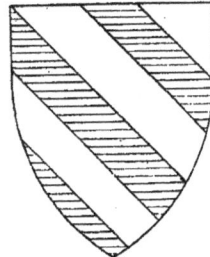

FRETIN

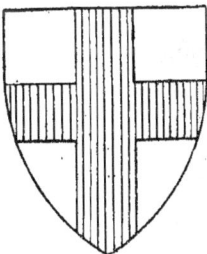

FROMELLES

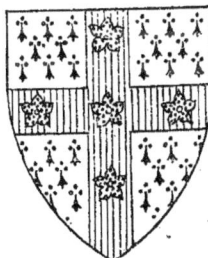

GENECH

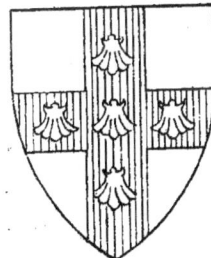

GONDECOURT

49. Gruson. — Pèvele; canton de Lannoy. — *De sinople à la fasce d'hermines.* — Armes de la famille d'Ongnies, qui posséda la seigneurie de Gruson, du XVe au XVIIIe siècles.

50. Hallennes. — Weppes; canton d'Haubourdin. — *D'or, à cinq cotices de gueules.* — Armes de la maison des de Harchies de Ville, seigneurs d'Hallennes, depuis le XVIe siècle.

51. Halluin. — Ferrain; canton de Tourcoing. — *D'argent, à trois lions de sable, lampassés de gueules, armés et couronnés d'or.* — Armes de la maison seigneuriale du nom de Hallewin ou Halluin (Note 14).

52. Hantay. — Weppes; canton de La Bassée. — *D'argent, à trois fasces de gueules, à la bordure d'azur.*

53. Haubourdin. — Mélantois; chef-lieu de canton. — *De gueules, au lion d'or, armé, lampassé et couronné d'azur.* — Armes des du Chastel (Voir: Emmerin), enregistrées à l'*Armorial de Flandre*, n° 240, p. 171, comme étant propres à la vicomté d'Haubourdin. (Note 15).

54. Hellemmes. — Mélantois; canton est de Lille. — *De vair.*

55. Hem. — Ferrain; canton de Lannoy. — *D'argent au chef de gueules.* — Armes de la famille seigneuriale du nom de Hem.

56. Herlies. — Weppes; canton de La Bassée. — *D'azur, à trois fleurs de lis d'or, au lambel à trois pendants du même.* — Armes d'une branche de la famille de Bourbon. François de Bourbon, comte de Vendôme, avait épousé Marie de Luxembourg, châtelaine de Lille. La terre d'Herlies faisait partie du domaine des châtelains de Lille; elle en fut distraite au XVIe siècle.

57. Herrin. — Carembaut; canton de Seclin. — *De gueules, au chef d'or fretté de sable.* — Armes de l'ancienne famille seigneuriale du nom de Herrin.

58. Houplin. — Mélantois; canton de Seclin. — *D'azur au chevron d'or, accompagné de trois croix recroisettées au pied fiché du même.* — Armes de la famille du Chastel de Pétrieu, qui posséda la seigneurie d'Houplin durant le XVIIIe siècle.

59. Houplines. — Weppes; canton d'Armentières — *De sable au chef d'argent.* — Armes de la famille des Vilain de Gand, seigneurs d'Houplines de 1611 à la Révolution.

60. Illies. — Weppes; canton de La Bassée. — *D'azur, à sept besants d'or, posés 3, 3 et 1, au chef du même.* — Armes de la maison de Melun, qui posséda Illies dès le début du XVIe siècle.

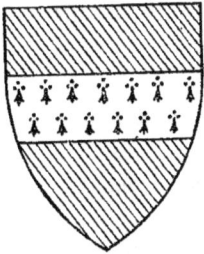

GRUSON

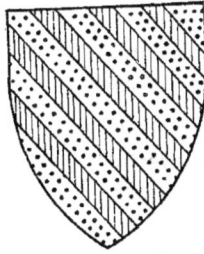

HALLENNES

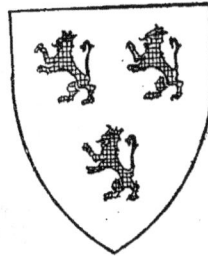

HALLUIN

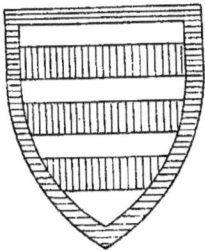

HANTAY

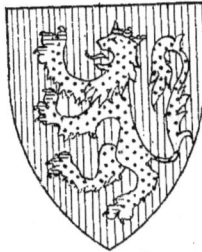

HAUBOURDIN

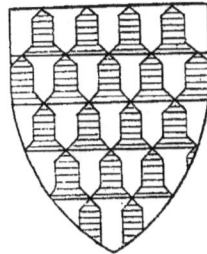

HELLEMMES

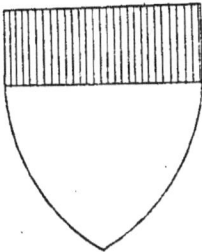

HEM

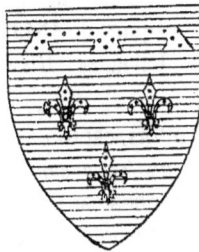

HERLIES

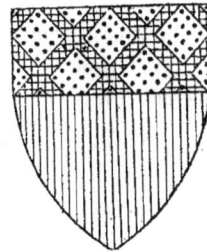

HERRIN

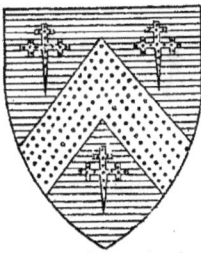

HOUPLIN

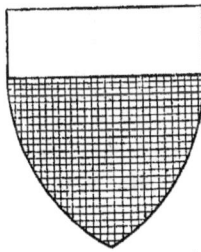

HOUPLINES

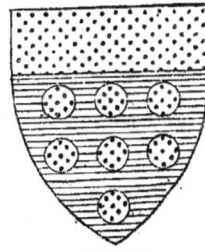

ILLIES

61. La Bassée. — Weppes ; chef-lieu de canton. — *De gueules à une demi-fleur de lis d'argent défaillante à dextre.* — Armes enregistrées à l'*Armorial de Flandre*, n° 352, p. 116.

62. La Madeleine. — Mélantois ; canton nord de Lille. — *De sable, à l'aigle d'argent, becquée et membrée d'or.* — Armes de la famille DE HANGOUART, qui posséda la seigneurie de la Madeleine, depuis la fin du XVII° siècle,

63. Lambersart. — Weppes ; canton ouest de Lille. — *D'hermines à trois bandes de gueules, chargées de douze coquilles d'or, posées 3, 6 et 3, dans le sens des bandes.*

64. La Neuville. — Carembaut, canton de Pont-à-Marcq.— *De gueules au chef d'or.* — La Neuville était du domaine du châtelain de Lille et en portait les armes.

65. Lannoy. — Ferrain ; chef-lieu de canton. — *D'argent, à trois têtes de chiens clabauds de sable.* (Note 16). — Voir : TH. LEURIDAN, *Précis de l'histoire de Lannoy.* (Lille, 1868. In-8).

66. Leers. — Ferrain; canton de Lannoy. — *De sable à quatre clefs d'argent mises en pal, 2 et 2.* — Armes de l'abbaye de Hasnon, à laquelle appartenait la seigneurie de Leers.

67. Lesquin. — Mélantois ; canton de Seclin. — *D'or à la croix engrelée de gueules.* — Armes de la famille DE HAYNIN, qui posséda la seigneurie de Lesquin, de 1543 à 1672, et de 1747 à la Révolution. — Voir : TH. LEURIDAN, *Histoire de Lesquin.* (Lille, 1889, In-8).

68. Lezennes. — Mélantois, canton sud-est de Lille. — *D'or, à trois fleurs de lis d'azur, au franc canton bandé d'argent et de gueules de six pièces.* — Lezennes est un des villages cédés par le roi de France à l'évêque de Tournai en 1320.

69. Ligny. — Weppes ; canton d'Haubourdin. — *D'azur, à un écusson d'argent en abîme, au sautoir de gueules brochant sur le tout.* — Une famille d'origine commune avec celle DE WAVRIN, a possédé la seigneurie de Ligny du XII° au XIV° siècles.

70. Lille. — Mélantois ; chef-lieu du département. — *De gueules à une fleur de lis d'argent.* (Note 17). — Armoiries enregistrées à l'*Armorial de Flandre*, n° 361, p. 117.

71. Linselles. — Ferrain; canton de Tourcoing. — *D'argent, à la fasce de sable.* (Note 18). — Voir : TH. LEURIDAN, *Histoire de Linselles.* (Lille, 1883. In-8).

72. Lomme. — Weppes ; canton d'Haubourdin. — *Bandé d'or et de gueules de six pièces,*

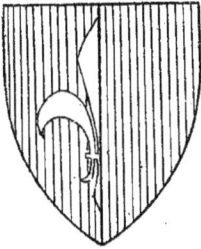

LA BASSÉE

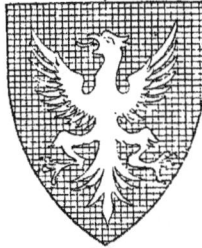

LA MADELEINE

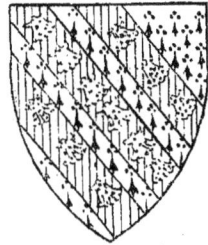

LAMBERSART

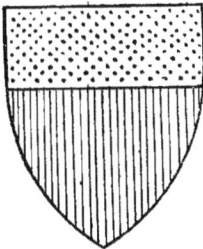

LA NEUVILLE

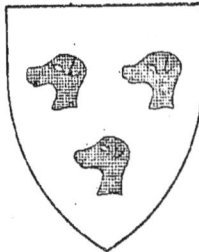

LANNOY

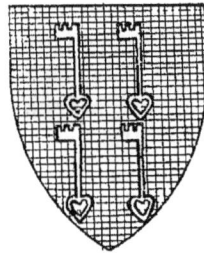

LEERS

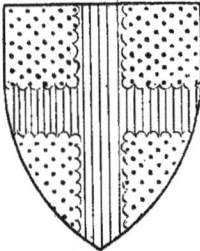

LESQUIN

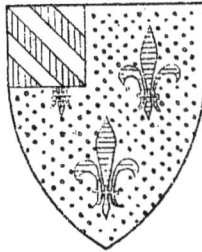

LEZENNES

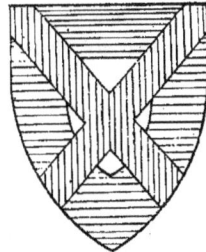

LIGNY

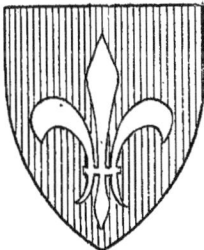

LILLE

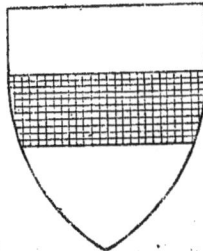

LINSELLES

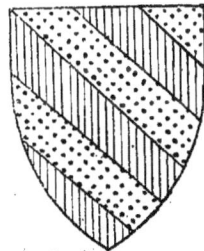

LOMME

73. Lompret. — Weppes ; canton de Quesnoy-sur-Deûle. — *D'or, à trois chevrons de sable*. — Armes des DE LA DOUVE, seigneurs de Lompret du XVᵉ au XVIIᵉ siècles. (Note 19).

74. Loos. — Mélantois ; canton d'Haubourdin. — *De gueules à trois croissants d'or*.

75. Louvil. — Pèvele ; canton de Cysoing — *De gueules à un rais d'escarboucle d'or percé de sinople*. — Armes de l'abbaye de Cysoing, qui possédait Louvil. (Note 20).

76. Lys. — Ferrain ; canton de Lannoy. — *De vair, au chef de gueules*.

77. Maisnil (le). — Weppes ; canton d'Haubourdin. — *D'azur, à l'écusson d'argent en abîme, accompagné de sept merlettes du même mises en orle*.

78. Marcq-en-Barœul. — Ferrain ; canton de Tourcoing. — *D'argent à la croix d'azur*. — Les seigneurs de Marcq-en-Barœul étaient de la même famille que les seigneurs de Croix-en-Ferrain.

79. Marquette. — Ferrain ; canton ouest de Lille. — *D'azur au nom de Marquette d'argent, mis en bande entre deux cotices du même*. — Armes de l'échevinage. (Note 21).

80. Marquillies. — Weppes ; canton de La Bassée. — *D'argent à la fasce d'azur*. — Armes de la famille DE MARQUILLIES, à laquelle la seigneurie de ce village appartint jusqu'à la fin du XIVᵉ siècle.

81. Mérignies. — Pèvele ; canton de Pont-à-Marcq. — *Plumeté d'or et de sable*. — Armes des DE TENREMONDE, seigneurs de Mérignies depuis 1440 jusqu'à la Révolution.

82. Moncheaux. — Pèvele ; canton de Pont-à-Marcq. — *De sinople au nom de Monceaux d'or, mis en bande entre deux cotices du même, et accompagné en chef à senestre d'un écu gironné d'or et d'azur de douze pièces et chargé en cœur d'un écusson de gueules*. — Armes de l'échevinage de Moncheaux, avec celles de Saint-Pierre de Lille, auquel appartenait la seigneurie de ce village.

83. Mons-en-Barœul. — Mélantois ; canton nord-est de Lille. — *D'or à la bande de sable*. — Armes de la famille DRAGON, qui posséda la seigneurie de Mons-en-Barœul, depuis la fin du XVIᵉ siècle jusqu'au milieu du XVIIIᵉ.

84. Mons-en-Pèvele. — Pèvele ; canton de Pont-à-Marcq. — *D'or à la croix alaisée de gueules*. -- Armes de l'abbaye de Saint-Vaast d'Arras. — Voir : Annœullin.

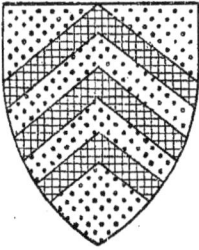

LOMPRET

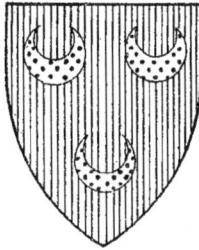

LOOS

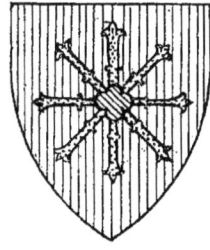

LOUVIL

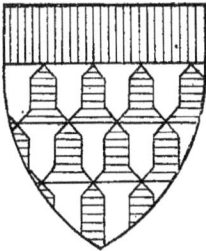

LYS

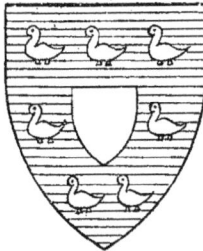

LE MAISNIL

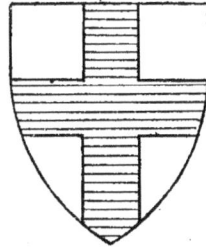

MARCQ-EN-BARŒUL

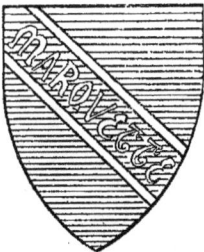

MARQUETTE

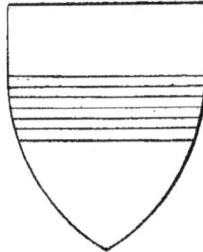

MARQUILLIES

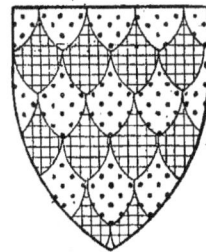

MÉRIGNIES

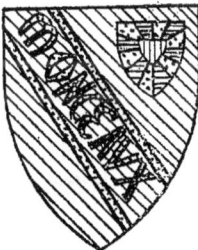

MONCHEAUX

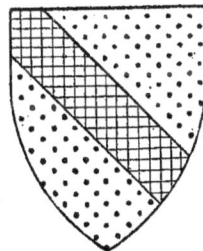

MONS-EN-BARŒUL

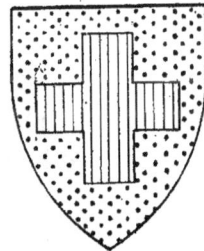

MONS-EN-PÈVELE

85. Mouchin. — Pèvele ; canton de Cysoing. — *De gueules à la croix ancrée et alaisée d'or, cantonnée de quatre anneaux du même.* — Armes de Charles-Philippe DE LA CHAPELLE, seigneur de Mouchin, mort en 1713.

86. Mouvaux. — Ferrain ; canton de Tourcoing. — *D'or fretté d'azur.*

87. Neuville. — Ferrain ; canton de Tourcoing. — *D'or, à trois bandes de gueules.* — Armes des VAN MORSLÈDE, seigneurs de Neuville-en-Ferrain aux XIV⁰ et XV⁰ siècles.

88. Noyelles. — Mélantois ; canton de Seclin. — *D'argent au chevron de gueules, accompagné en chef de deux merlettes de sable, et en pointe d'un trèfle de sinople.* — Armes des DU CHAMBGE, barons de Noyelles, en 1772. — Voir : Th. LEURIDAN, *Notice historique sur Noyelles-lez-Seclin.* (Roubaix, 1886. In-8).

89. Ostricourt. — Pèvele ; canton de Pont-à-Marcq. — *De gueules au chef d'or.* — Domaine des Châtelains de Lille.

90. Pérenchies. — Weppes ; canton de Quesnoy-sur-Deûle. — *De sinople à l'écu d'argent en abîme et un bâton componé de gueules et d'argent, mis en bande sur le tout.* — Armes des anciens seigneurs du nom DE PÉRENCHIES.

91. Péronne. — Mélantois ; canton de Cysoing — *D'azur à trois merlettes d'argent (alias de gueules à trois merlettes d'or).* — Armes des VERDIÈRE, seigneurs de Péronne aux XV⁰ et XVI⁰ siècles.

92. Phalempin. — Carembaut ; canton de Pont-à-Marcq. — *De gueules au chef d'or.* — Domaine des Châtelains.

93. Pont-à-Marcq. — Pèvele ; chef-lieu de canton. — *De sable à l'aigle d'argent becquée et membrée d'or.* — Armes de la famille DE HANGOUART, qui posséda la seigneurie de Marcq-en-Pèvele ou Pont-à-Marcq, depuis la fin du XVII⁰ siècle.

94. Prémesque. — Weppes ; canton d'Armentières. — *Burelé vivré d'argent et d'azur de douze pièces.* — Armes de la famille DE NOUVELLES (XV⁰ et XVI⁰ siècles.)

95. Provin. — Carembaut ; canton de Seclin. — *D'azur à six étoiles d'or, posées 3, 2 et 1.* — Provin était du domaine de l'abbaye de Saint-Trond en Hesbaie.

96. Quesnoy-sur-Deûle. — Ferrain ; chef-lieu de canton. — *Echiqueté d'or et de gueules.* — Anciennes armes de la famille DU QUESNOY, originaire du Tournaisis, et qui posséda la seigneurie du Quesnoy jusqu'à la fin du XIV⁰ siècle.

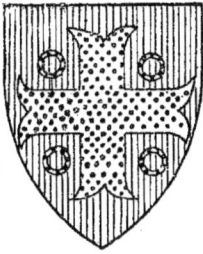

MOUCHIN

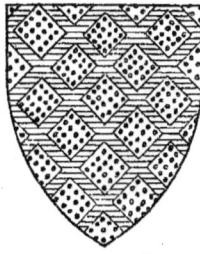

MOUVAUX

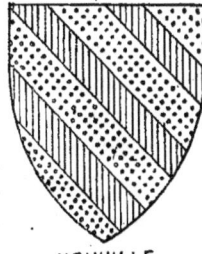

NEUVILLE
EN FERRAIN

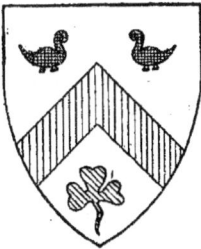

NOYELLES

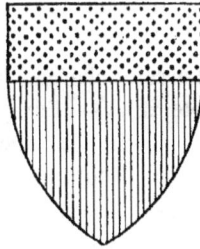

OSTRICOURT

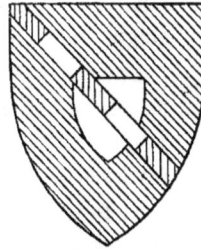

PÉRENCHIES

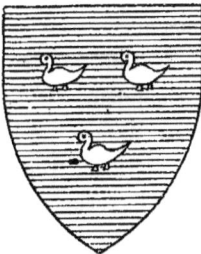

PÉRONNE

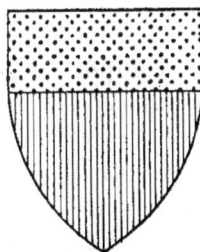

PHALEMPIN

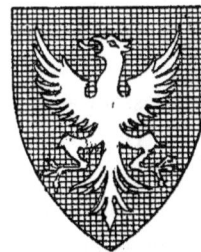

PONT A MARCQ

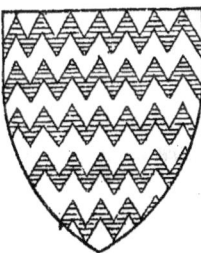

PREMESQUE

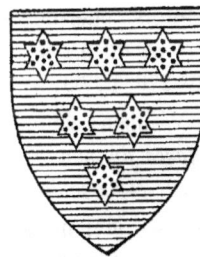

PROVIN

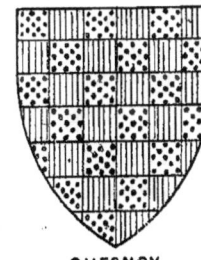

QUESNOY
SUR DEULE

*

97. Radinghem. — Weppes; canton d'Haubourdin. — *D'or, au chevron de sable, accompagné de trois étoiles à six rais du même, et chargé sur sa pointe d'un écu d'or au lion de sable, armé et lampassé de gueules.* — Armes de la famille DE FLANDRE, qui posséda la seigneurie de Radinghem au XVIIIᵉ siècle

98. Ronchin. — Mélantois; canton sud-est de Lille. — *D'or à un rais d'escarboucle de sable, percé de gueules.* — Donné en 877, par Charles le Chauve, à l'abbaye de Marchiennes. (Note 22).

99. Roncq. — Ferrain; canton de Tourcoing. — *D'argent à trois lions de sable, armés et lampassés de gueules.* — Armes de la famille DE HALLEWIN OU DE HALLUIN, dont plusieurs membres furent seigneurs de Roncq au XVIᵉ siècle.

100. Roubaix. — Ferrain; chef-lieu de canton. — *D'hermines, au chef de gueules.* (Note 23). — Enregistrées à l'*Armorial de Flandre*, n° 72, p. 35. — Voir : TH. LEURIDAN, *Notice historique sur les armoiries de Roubaix.* (Roubaix, 1859. In-8).

101. Sailly. — Ferrain; canton de Lannoy. — *De sable au chef d'argent.* — Armes des VILAIN DE GAND, seigneurs de Sailly au XVIIᵉ siècle. (Note 24).

102. Sainghin-en-Mélantois. — Mélantois ; canton de Cysoing. — *D'or au franc canton de gueules.* — Armes des premiers seigneurs, conservées jusqu'au XVIIIᵉ siècle.

103. Sainghin-en-Weppes. — Weppes, canton de La Bassée. — *De gueules au chef d'or.* — Domaine du Châtelain.

104. — Salomé. — Weppes; canton de La Bassée. — *D'azur, à l'écu d'argent en abîme, accompagné en chef de trois merlettes d'or, mises en fasce.* — Armes de la famille DE BEAUFREMEZ, qui acquit la seigneurie de Salomé en 1505.

105. Santes. — Weppes; canton d'Haubourdin. — *D'argent, à trois lions de sinople, lampassés de gueules.* — Armes des DE LAN- NOY, seigneurs de Santes au XVᵉ et au XVIᵉ siècles. (Note 25).

106 Seclin. — Mélantois ; chef-lieu de canton. — *De gueules, à la lettre S d'or, couronnée du même.* — Armes enregistrées à l'*Armorial de Flandre*, n° 270, p. 53.

107. Sequedin. — Weppes; canton d'Haubourdin. — *Parti d'azur et d'or, chargé en fasce du mot Sequedin, entre deux fasces diminuées d'argent sur l'azur et de sable sur l'or.*

108. Templemars. — Mélantois, canton de Seclin. — *D'azur, au lion d'argent, armé et lampassé de gueules, l'écu semé de billettes d'argent.* — Armes des DE WERCHIN. (XIVᵉ-XVIᵉ siècles).

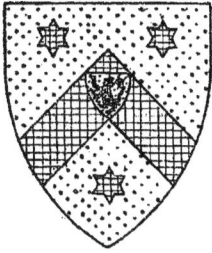

RADINGHEM

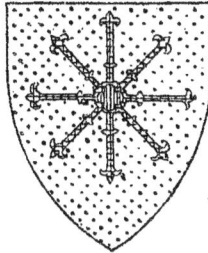

RONCHIN

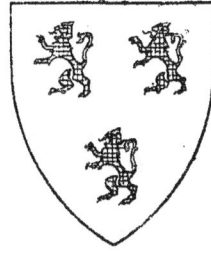

RONCQ

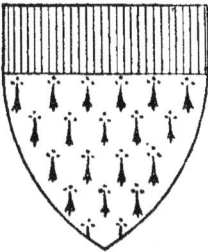

ROUBAIX

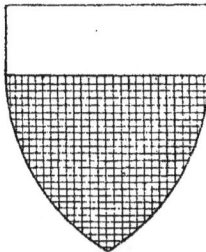

SAILLY

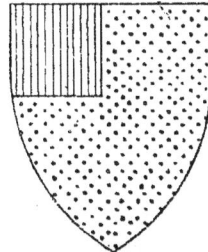

SAINGHIN
EN MÉLANTOIS

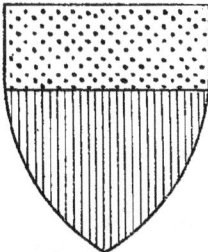

SAINGHIN
EN WEPPES

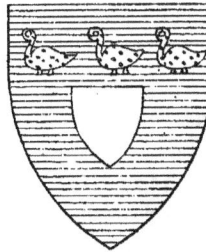

SALOMÉ

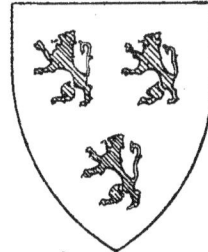

SANTES

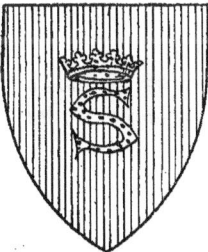

SECLIN

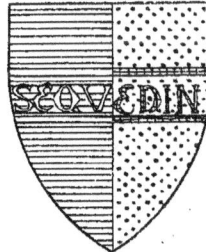

SEQUEDIN

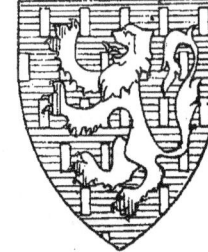

TEMPLEMARS

109. Templeuve. — Pèvele ; canton de Cysoing. — *D'azur, au nom de Templeuve d'argent, mis en bande entre deux doubles cotices d'or*. (Note 26).

110. Thumeries. — Pèvele ; canton de Pont-à-Marcq. — *D'argent à 3 pals de gueules, au canton dextre de sable au lion d'or*.

111. Toufflers. — Ferrain ; canton de Lannoy. — *D'argent à trois lions de sinople, armés et lampassés de gueules, couronnés d'or, et chargés chacun d'un écu d'argent à la croix d'azur*. — Les DE LANNOY possédaient la seigneurie de Wasnes à Toufflers ; dès le XVIe siècle, ils se qualifiaient seigneurs de Toufflers. (Note 27).

112. Tourcoing — Ferrain ; chef-lieu de canton. — *D'argent à la croix de sable chargée de cinq besants d'or* (Note 28). — Armes enregistrées à l'*Armorial de Flandre*, no 2, p. 121.

113. Tourmignies. — Pèvele ; canton de Pont-à-Marcq. — *De gueules à la fasce d'hermines*. — Armoiries des anciens seigneurs du nom DE TOURMIGNIES, aux XIIIe et XIVe siècles. (Note 29).

114. Tressin. — Mélantois ; canton de Lannoy. — *D'azur, à l'écusson d'or, au lion de sable, armé et lampassé de gueules, mis en abîme, et accompagné de huit fleurs de lis d'or, mises en orle*. — Armes de l'abbaye de Loos, à laquelle appartenait Tressin.

115. Vendeville. — Mélantois ; canton de Seclin. — *Plumeté d'or et de sable*. — Armes de la famille de Tenremoude.

116. Verlinghem. — Weppes ; canton de Quesnoy-sur-Deûle. — *Ecartelé : aux 1 et 4, d'argent au lion de gueules, armé et lampassé d'azur, couronné d'or ; aux 2 et 3, de gueules, au soleil ou à l'étoile à seize rais d'argent*. — Armes d'une branche de la famille DE LUXEMBOURG (XIVe au XVIe siècles)

117. Wahagnies. — Pèvele ; canton de Pont-à-Marcq. — *Gironné d'argent et de sable, le sable chargé de croix recroisettées d'or*. — Armes des D'ENGHIEN, seigneurs de Wahagnies, qu'ils vendirent en 1418.

118. Wambrechies. — Ferrain ; canton ouest de Lille. — *D'or à la croix engrelée de gueules*. — Armes des seigneurs de Wambrechies, de la maison DE HAYNIN.

119. Wannehain. — Pèvele ; canton de Cysoing. — *Bandé d'argent et d'azur de six pièces*. — Voir : TH. LEURIDAN, *Notice historique sur Wannehain* (Roubaix, 1898. In-8).

120. Warneton. — Ferrain ; canton de Quesnoy-sur-Deûle. — *D'argent à la fasce de gueules*. — Armes enregistrées à l'*Armorial de Flandre*, no 51, p. 67.

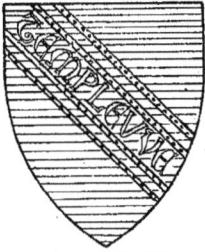

TEMPLEUVE

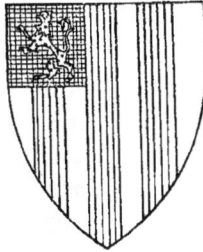

THUMERIES

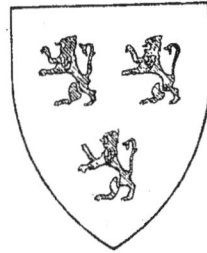

TOUFFLERS

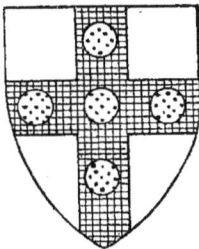

TOURCOING

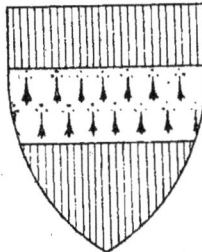

TOURMIGNIES

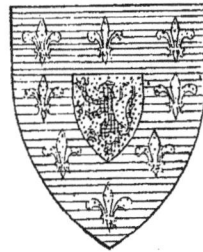

TRESSIN

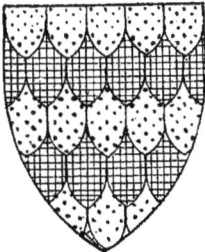

VENDEVILLE

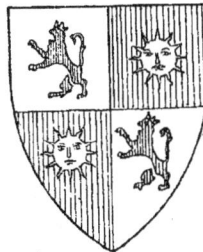

VERLINGHEM

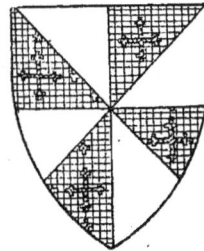

WAHAGNIES

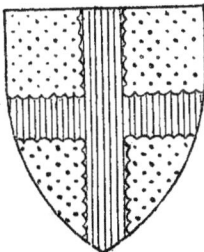

WAMBRECHIES

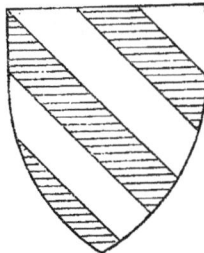

WANNEHAIN

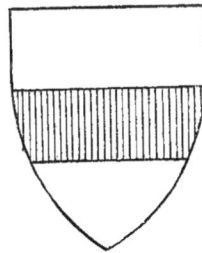

WARNETON

121. Wasquehal. — Ferrain; canton de Roubaix. — *Échiqueté d'hermines et de gueules.* — Voir : Th. Leuridan, *Notes pour servir à l'histoire de Wasquehal.* (Roubaix, 1885. In-8).

122. Wattignies. — Mélantois ; canton de Seclin. — *D'or, au sautoir brétessé et contrebrétessé de sable.* — Armes des seigneurs de la maison de Kessel, aux XVIIe et XVIIIe siècles. — Voir : Th. Leuridan, *Histoire de Wattignies.* (Roubaix, 1885. In-8).

123. Wattrelos. — Ferrain ; canton de Roubaix. — *D'azur au lion fascé d'argent et de gueules, armé, lampassé et couronné d'or.* — Armoiries de l'abbaye de Saint-Bavon de Gand, au domaine de laquelle appartenait la seigneurie de Wattrelos. — Voir : Th. Leuridan, *La seigneurie de Wattrelos et les fiefs qui en dépendaient.* (Roubaix, 1888. In-8).

124. Wavrin. — Weppes ; canton d'Haubourdin. — *D'azur, à un écusson d'argent en abîme.* — Armes de la famille de Wavrin qui posséda cette seigneurie jusqu'au XVe siècle.

125. Wazemmes. — Mélantois ; Lille. — *D'azur, à une tour d'argent, sommée de deux crosses d'or en sautoir, l'écu semé de fleur de lis d'or.* — Armes de l'évêché de Tournai. — Wazemmes est l'un des villages cédés, en 1320, par le roi de France à l'évêque de Tournai.

126. Wervicq. — Ferrain ; canton de Quesnoy-sur-Deûle. — *D'or, à la bande de gueules, accompagnée de six quintefeuilles du même, mises en orle.* — Ces armes ont été enregistrées à l'*Armorial de Flandre*, n° 69, p. 146.

127. Wicres. — Weppes, canton de La Bassée. — *De sinople, à la fasce d'hermines.* — Armes de la famille d'Ongnies, qui posséda Wicres dès la fin du XVIe siècle.

128. Willems. — Ferrain ; canton de Lannoy. — *De gueules, au chevron d'argent, accompagné de trois pommes de pin d'or.* — Armes de la famille des Trompes, qui acquit, en 1594, la seigneurie du Fresnoy, fief principal de Willems-Châtellenie de Lille.

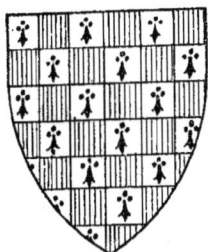

WASQUEHAL

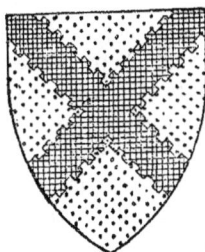

WATTIGNIES

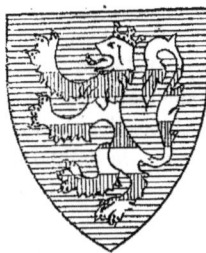

WATTRELOS

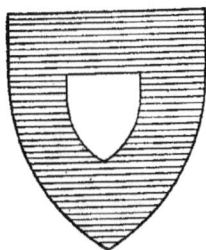

WAVRIN

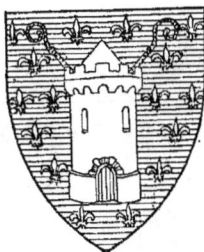

WAZEMMES

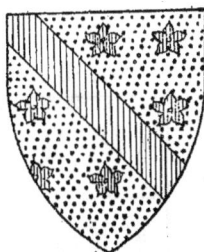

WERVICQ

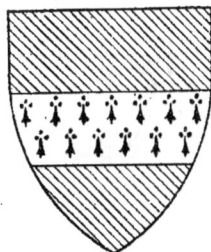

WICRES

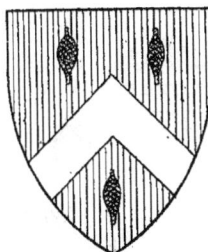

WILLEMS

Sous l'arcade qui sépare la chapelle de Saint-Charles-le-Bon et la chapelle de Sainte-Anne, vient d'être posée une plaque en mosaïque dédiée à S. Exc. Mgr Éd. HAUTCŒUR, protonotaire apostolique, chancelier de l'Université catholique, et historien de l'insigne collégiale de Saint-Pierre et de Notre-Dame de la Treille. Une inscription, rappelant les travaux de l'éminent prélat, entoure ses armes, qui sont : *d'hermines au livre du saint Évangile d'argent à tranches de gueules, au chef d'azur chargé d'une croix fleuronnée d'or, accostée de deux cœurs du même*; et sa devise : *Sursum Corda.*

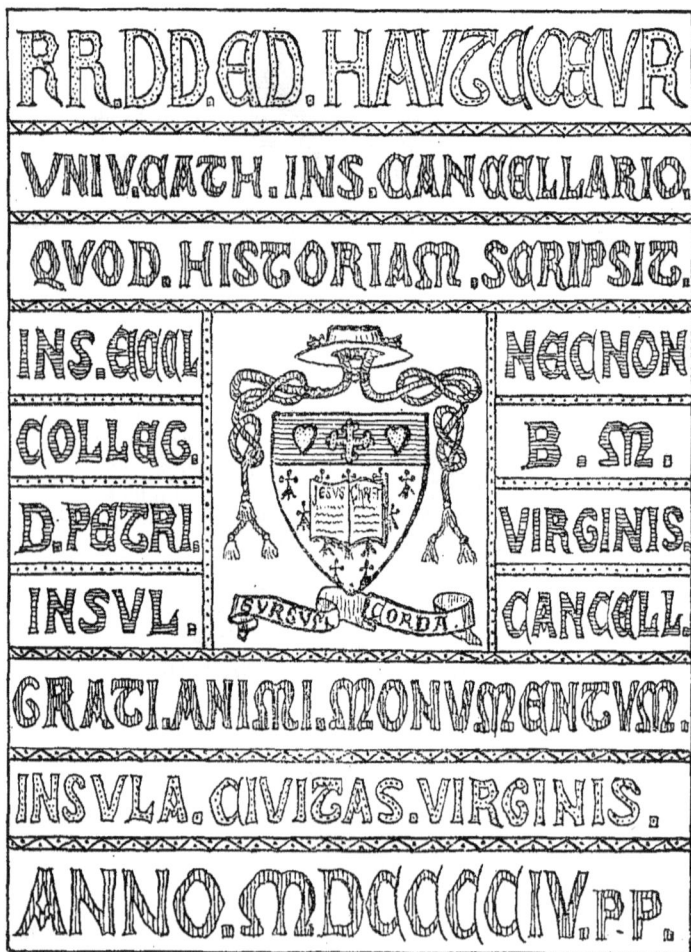

RR. DD. ÆD. HAVTCŒVR
VNIV. CATH. INS. CANCELLARIO.
QVOD. HISTORIAM. SCRIPSIT.

INS. ECCL.   NECNON

COLLEG.   B. M.

D. PETRI.   VIRGINIS.

INSVL.   SVRSVM CORDA   CANCELL.

GRATI. ANIMI. MONVMENTVM.
INSVLA. CIVITAS. VIRGINIS.
ANNO. MDCCCCIV. P. P.

NOTES

——

(1) ALLENNES. — La *Statistique archéologique du départe-ment du Nord* donne pour armoiries à Allennes : *d'azur à neuf losanges de gueules.* C'est une erreur, et de plus une faute grave contre la règle élémentaire du blason, qui interdit de mettre couleur sur couleur.

(2) ANNAPPES. — Au dire de Philippe de l'Espinoy (*Antiquitez et noblesse de Flandre*), Annappes, ancienne bannière de Flandre, portait : *d'or à la bande échiquetée d'argent et de gueules.* Cependant, Jacops d'Hailly, dans ses *Notes sur les villages de la châtellenie de Lille* (Manuscrit 609 de la Bibliothèque de Lille) et beaucoup d'autres auteurs les blasonnent comme nous l'indiquons. Ce village n'ayant pas fait enregistrer ses armoiries à l'Armorial général dressé par ordre de Louis XIV, de 1696 à 1710, on manque de moyens pour établir le véritable champ de l'écu. Nous préférons le *sinople* indiqué par Jacobs, qui mérite confiance.

(3) ARMENTIÈRES. — Primitivement et jusqu'au XVIe siècle inclu-sivement, Armentières portait : *d'argent à une fleur de lis de gueules.* Le soleil et la lune sont des additions postérieures à cette époque.

(4) BAISIEUX. — La *Statistique archéologique* donne pour armoi-ries à Baisieux : *d'or au chef bandé d'argent et de gueules.* Ce sont les armes de la famille DE KIÉVRAIN ou QUIÉVRAING, qui possédait la seigneurie de Baisieux *en Belgique* (Hainaut, arron-dissement de Mons, canton de Dour) et non celle de Baisieux dans la châtellenie de Lille.

(5) BAUVIN. — La *Statistique archéologique* blasonne les armoi-ries de Bauvin : *d'azur à six étoiles, 3, 2 et 1.* C'est une confusion avec celles de Provin. Les noms de ces deux localités ont été fré-quemment réunis en un seul : Bauvin-Provin. Cependant ils étaient loin d'avoir la même mouvance : Bauvin était un village de l abbaye de Saint-Vaast d'Arras, tandis que Provin relevait de l'abbaye de Saint-Trond-en-Hesbaie.

(6) BONDUES. — Un diplôme de Philippe II, daté du 10 avril 1593, autorisa le corps des drapiers de Bondues à marquer leurs draps d'un plomb spécial « sur lequel seront gravées d'un costé les armes

du dit lieu et de l'autre escrit Bondues au long. » Ces armes que nous avons reproduites sont celles des anciens seigneurs du nom même DE BONDUES, dont la généalogie est connue depuis le XIIe siècle.

(7) BOUSBECQUE. — Le plus grand nombre des recueils héraldiques ou généalogiques blasonnent Bousbecque comme nous l'indiquons. Quelques-uns seulement donnent : *de sinople à trois trèfles d'or.* La confusion était facile entre *trifeuilles* et *trèfles* ; elle est bien relevée dans le *Supplément au nobiliaire des Pays-Bas*, qui s'exprime ainsi : « *de sinople à trois trèfles,* ou pour mieux dire, à trois *trifeuilles* d'or, étant feuillées comme les quintefeuilles et sans la moindre tige ni queue. »

(8) CARNIN. — La *Marche de Lille* donne : *de sable à trois étrilles d'argent,* celle du *chef à dextre cachée par un franc canton de gueules au lion d'argent.* La *Statistique archéologique* donne : *de gueules à trois étrilles d'or, au chef du même.* D'après d'autres auteurs, Carnin aurait donné son nom à une famille noble de la région, portant *de gueules à trois têtes de léopards d'or, lampassés d'azur,* et dont la filiation est suivie jusqu'à nos jours, depuis Georges de Carnin, en 1177 et 1190. Celui-ci, partant pour la croisade, aurait vendu pour subvenir aux frais de son expédition, la terre de Carnin, mouvante de la salle de Lille. C'est une affirmation de pure fantaisie qui ne saurait trouver d'appui dans les textes authentiques. Carnin, dès l'origine, fit partie intégrante du fief des Châtelains de Lille ; si une famille noble a pris ce nom de Carnin, elle est restée forcément étrangère à la seigneurie du lieu, puisque cette seigneurie n'exista, comme seigneurie distincte, que quatre à cinq siècles plus tard. Quant aux deux premiers blasons, ils appartiennent à d'autres personnages du nom de Carnin, qui n'ont rien de commun avec Carnin en Carembaut.

(9) COMINES. — La *Marche de Lille* donne : *huit quintefeuilles en orle.* L'abbé DERVEAUX, *Annales religieuses de la ville de Comines,* blasonne : *d'or à une clef de sable contournée, accompagnée de six roses de gueules mises en pal, trois de chaque côté.* Le même auteur, *La ville aux beaux clochers,* donne des besants au lieu de roses. Enfin la *Statistique archéologique* donne aussi des besants et, de plus, indique un champ *d'argent.* — Ces armes furent enregistrées à l'*Armorial de Flandre* telles que nous les donnons, mais avec le champ *d'or.* — L'abbé MESSIAEN, *Histoire de Comines,* s'exprime ainsi : « Ce fut vers cette époque (seconde moitié du XIIe siècle), que Comines reçut ses armoiries, c'est-à-dire son écusson *d'argent à la clef de sable, accompagnée de besants de gueules en pâté* (sic) *de chaque côté.* Le nombre des besants n'est

pas indiqué. Selon les uns, il y en a huit ; ce serait *l'orle de roses* des Bauduin DE COMINES, ce qui prouverait à l'évidence que ce furent les premiers seigneurs de Comines qui accordèrent à leur ville les armes qu'elle porte encore aujourd'hui. Selon les autres, il n'y en a que cinq, et ce nombre a prévalu. » Plus loin, le même auteur rappelle qu'en 1841, le conseil communal de Comines-Nord, reprit les anciennes armoiries « *d'or, à la clef de sable, aux huit roses de gueules.* » Il ajoute : « Nous croyons que ces armoiries sont les véritables. Nous devons cependant reconnaître que les plus anciens sceaux qui nous restent ne portent que *cinq roses* ; les armes de la ville qui se trouvent sur les cloches du carillon, qui sont la plupart de la fin du XVIe siècle, n'ont que *cinq roses*, de même que l'ancien scel aux causes ; plusieurs pièces des archives de l'hôpital, écrites à la même époque, portent aussi le sceau de la ville avec *cinq roses.* » On voit qu'il y a grande hésitation, non seulement au sujet des pièces qui meublent l'écu, mais aussi pour le champ même de cet écu. Nous avons cru bon de donner les armoiries actuellement en usage à Comines, tout en faisant observer que le champ *d'or* était plus couramment adopté autrefois.

(10) CYSOING. — La *Marche de Lille* donne pour armes à la baronnie de Cysoing : *Bandé d'azur et d'or de six pièces*. Il y a ici une interversion d'émail et de couleur ; il faut lire : *Bandé d'or et d'azur de six pièces*. C'est ainsi que ces armes furent enregistrées à l'*Armorial de Flandre*, n° 304, p. 112.

(11) DEULEMONT. — Ce village était partie Flandre, et partie Châtellenie de Lille. Deûlemont-Flandre avait été donné, sous le nom latinisé de *duplices montes*, à l'abbaye de Messines, en 1066. Deûlemont-Châtellenie reconnaissait comme principal seigneur le chapitre de Saint-Pierre de Lille. — L'enregistrement des armoiries eut lieu, le 27 avril 1699, sous l'abbatiat de Marie-Louise-Victoire DE CRÉQUY, 28e abbesse, dont les armes figurent sur le tout de l'écartelé, avec la crosse, insigne de sa dignité. L'abbesse de Messines avait en effet la haute juridiction sur Deûlemont, dont l'église se trouvait située sur le territoire de Deûlemont-Flandre.

(12) ERQUINGHEM-SUR-LA-LYS. — La *Statistique archéologique* blasonne ainsi : *D'or au lion de sable, à la bande d'azur, sur le tout d'argent chargé de trois pals de gueules*. Cette lecture ne nous paraît pas admissible.

(13) ESCOBECQUE. — La *Marche de Lille* indique *trois feuilles de sinople sur champ d'or*. C'est une transposition de couleur et un changement de *trèfles* en *feuilles*, fort explicable dans un dessin peu soigné.

(14) Halluin. — M. l'abbé Coulon, *Histoire de Halluin*, (Courtrai, 1904. In-8.), mentionne un certain *scel aux causes* d'Halluin, qu'il a vu sur un *seul* document, actuellement en sa possession, et qui représente *une table surmontée d'une bouteille renversée et inclinée, et dans la partie supérieure le mot Hallewin*. « On raconte, ajoute-t-il, que dans une assemblée tenue pour la confection d'un scel aux causes de la seigneurie, le seigneur et ses échevins ou ses hommes de fief délibéraient sur l'image à y reproduire. Ils ne parvenaient pas à en trouver une qui reçût leur agrément, quand tout à coup, le bruit d'un divertissement arriva à leurs oreilles. Le seigneur ordonna de s'enquérir de la cause. On lui apprend que des individus, ayant probablement vidé toutes les bouteilles, se promenaient autour d'une table en élevant au-dessus de leurs têtes une bouteille renversée. Et bien, repartit le seigneur, mettons sur notre scel une table surmontée d'une bouteille renversée et inclinée. Telle serait, selon la tradition, l'origine du scel aux causes de la seigneurie d'Halluin. » (!!!)

(15) Haubourdin. — Au dire de Tierce, *Notes historiques sur Haubourdin* (Lille, 1860. In-8), la communauté d'Haubourdin, pour s'affranchir du droit d'enregistrement à l'*Armorial général*, aurait déclaré qu'elle se servait des armes de son seigneur. Mais le sieur Vannier, chargé du recouvrement de la finance, contesta la véracité de cette allégation, en disant que le scel d'Haubourdin n'était point aux armes du seigneur. On ne connaît pas l'issue de ce différend ; on voit cependant que les armes enregistrées pour la vicomté d'Haubourdin sont bien celles des seigneurs du nom de du Chastel. — Le même auteur reproduit ces armoiries avec une double erreur, car il donne le lion *d'argent* et *contourné*.

(16) Lannoy. — Le 1er septembre 1459, le duc Philippe le Bon octroya à Lannoy, comme à une bonne ville, un scel propre ou scel aux causes de l'échevinage. C'était le moment pour la ville de prendre des armoiries ; elle fit graver sur son scel un écu *d'argent à trois têtes de chiens clabauds de sable*. Corneille Gailliard, roi et héraut d'armes de Charles Quint, donne pour armes à Lannoy : *D'argent à troes testes de bracques de sable*. A la fin du XVIIe siècle, ces armes furent enregistrées officiellement à l'*Armorial de Flandre*, no 263, p. 52. En tête d'une ordonnance imprimée en 1723, le champ *d'argent* est par erreur changé en un fond *d'or ;* et une notice inédite sur Lannoy, transcrite au registre paroissial, fait ces armoiries : *d'or à trois têtes de chiens courans de gueules*. Ces dernières ont prévalu contre toute raison. Une *légende* se rattache à l'origine de ces armoiries. On dit qu'un jour, ou plutôt une nuit,

la ville de Lannoy fut sur le point d'être surprise par l'ennemi ; que des chiens, par leurs aboiements, donnèrent l'éveil, sauvant ainsi les habitants du sac et du pillage ; et qu'en mémoire de ce fait la ville adopta *trois têtes de chien* pour emblèmes.

(17) LILLE — Dans la séance de la *Commission historique du Nord*, du 9 juillet 1841, M. LE GLAY exprimait le vœu de voir l'administration municipale rétablir, dans le sceau de la ville, la fleur de lis qui formait les armes de Lille, « longtemps avant que la réunion des trois fleurs de lis ne devint celles du royaume de France » En 1850, cette question d'armoiries fut de nouveau agitée ; après une longue discussion, la Commission déclara que « depuis, comme avant l'enregistrement de 1698 (à l'Armorial général) les armes de la ville de Lille ont été et sont ainsi blasonnées : *de gueules à la fleur de lis d'argent.* — Il n'y eut jamais d'autres *meubles* dans les armes de Lille ; les *lions* et la *petite fleur de lis* ajoutée à la grande, sont des emblèmes qui figurèrent seulement dans le scel échevinal. Depuis la Révolution, la municipalité lilloise adopta de nouvelles armes, la *fleur de lis*, devenue emblème de la royauté, paraissant (bien à tort) trop compromettante sous d'autres régimes.— Heureusement, on finit par revenir au projet de reprendre les armoiries historiques ; mais, comme on craignait certaines oppositions, et dans le but de contenter toutes les opinions, on dissimula d'une part la *fleur de lis*, sous la dénomination moins accentuée de *fleur d'iris*, et, d'autre part, on expliqua que cette fleur d'iris était un *lis*, un *lilium germanicum*. N'y avait-il pas là une confusion, sans doute voulue, entre la fleur *de* lis, essentiellement héraldique et la fleur *du* lis de nos jardins ? Ou bien entre la *fleur de lis*, si gracieuse et si svelte dans sa simplicité, et la *fleur de lis boutonnée*, épanouie ou *florencée*, c'est-à-dire agrémentée de feuilles, de guillochis et même de rinceaux, telle qu'elle figure aux armes de Florence? — Cette expression de *fleur de lis florencée* était depuis longtemps en usage quand Lille fit enregistrer ses armes ; il serait donc étrange que l'Armorial n'eût pas ajouté cette mention qui devait différencier notablement le *meuble* des armoiries lilloises.— Quant à la dénomination de *fleur d'iris*, nous ne l'avons trouvée dans aucun vocabulaire héraldique; le *lilium germanicum* ne figure pas davantage dans la nomenclature botanique. — En toute hypothèse, la ville de Lille, en adoptant cette *fleur d'iris* ou cette *fleur de lis florencée*, a fait choix de nouvelles armes, d'apparences assez rapprochées des anciennes, mais héraldiquement différentes. — Voilà pourquoi nous avons préféré l'antique et traditionnelle fleur de lis.

(18) LINSELLES. — Le 27 juin 1622, le roi d'Espagne, Philippe II, autorisa Philippe de Mérode, seigneur de Linselles, à faire graver un scel armorié de ses armes, mais « chargé sur le tout des armoiries propres de Linselles, portant un *écu à la fasce,* lequel scel sera appelé le scel aux causes des Franchises de Blaton et Linselles. » Le diplôme n'indique ni l'émail, ni la couleur ; mais les manuscrits anciens et la tradition sont unanimes à blasonner : *d'argent à la fasce de sable.*

(19) LOMPRET. — La *statistique archéologique* donne pour armoiries à ce village : *D'argent à la fasce brétessée et contre-brétessée de gueules.* — Une famille de Flandre du nom DE LONGPRÉ portait en effet ces armes ; une autre famille de Flandre, du même nom, portait : *de gueules à trois étoiles d'argent.* — Un lien quelconque rattachait-il l'une ou l'autre de ces deux familles à la seigneurie de Lompret en Weppes ? Nous n'avons pu jusqu'ici en découvrir aucun.

(20) LOUVIL. — La *marche de Lille* blasonne les armes de l'abbaye de Cysoing : *d'azur à un rais d'escarboucle d'or percé du champ.* Nous préférons les donner d'après l'*Armorial de Flandre* (n° 282, p. 53). Un document de 1680, reproduit par M. de Coussemaker, *Cartulaire de l'abbaye de Cysoing* (n° 415, p. 631), fait observer que saint Évrard, fondateur de l'abbaye, portait *de gueules à une escarboucle d'or,* qui est de Clèves et que « encore aujourd'hui messieurs de Saint-Calixte produisent ces mêmes armes. »

(21) MARQUETTE. — Dans la *Statistique archéologique,* les armes de Marquette sont blasonnées : *d'azur, au croissant d'or et d'argent, accompagné de six billettes d'or, trois en chef et trois en pointe.* — Ce sont les armoiries de Marquette en Ostrevant, canton de Bouchain, dont la seigneurie appartenait à une famille du Hainaut, nommée DE MARQUETTE, laquelle n'avait aucun lien avec Marquette-en-Ferrain. Ce dernier village n'avait pas de seigneurs en titre ; le chapitre de Saint-Pierre de Lille prétendait l'être, mais, de temps immémorial, la communauté se gouvernait elle-même par son curé et ses principaux manants.

(22) RONCHIN. — La *Marche de Lille* indique un champ *d'argent* pour les armoiries de l'abbaye de Marchiennes. Ici encore nous préférons suivre la version *officielle* de l'*Armorial de Flandre* (n° 11, p. 9). — La *Marche de Lille* donne aussi pour armoiries du seigneur de Ronchin : *d'argent au cheval au naturel lampassé de gueules,* et l'écu soutenu d'une crosse d'or. Ronchin n'eut jamais d'autre seigneur que l'abbaye de Marchiennes, et devait, n'ayant point d'armoiries propres, porter celles de l'abbaye. Cependant il

n'est pas impossible que l'échevinage ait pu adopter cet emblème, du consentement de l'abbaye.

(23) ROUBAIX. — Les armes *d'hermines au chef de gueules* sont celles de l'antique famille DE ROUBAIX connue dès le XIe siècle ; elles sont restées celles de la ville jusqu'à la Révolution. — En 1818, le conseil municipal, mal inspiré, choisit de nouvelles armoiries : *d'azur, à un rot de sable encadré d'or, accompagné en chef d'une étoile d'or accostée de deux bobines d'argent, et en pointe d'une navette d'or ; à la bordure dentelée d'or.* C'était renier tout ce que le passé de Roubaix avait de glorieux, l'antique illustration de ses seigneurs, l'ancienneté et la renommée de sa manufacture, en un mot ses plus chères traditions et les plus belles pages de son histoire. Ces riches et nobles armoiries, consacrées par les âges, formaient en effet le plus brillant joyau de son héritage communal ; ces emblèmes, promenés à travers le monde, sur le scel de ses étoffes, étaient les gages, partout reconnus et respectés, de sa loyauté commerciale. — En 1859, sur l'inspiration de l'historien de Roubaix, M. Ernoult-Bayart prit l'initiative d'un projet tendant à faire rétablir les anciennes armes. Mais on craignit de rencontrer quelque opposition et, pour sauvegarder au moins un souvenir si glorieux, on proposa d'allier « les armes historiques avec les armes industrielles. » Telle est l'origine des armoiries actuelles de Roubaix. — Nous ne donnons que la partie ancienne de ces armoiries ; elle est seule valable au point de vue historique.

(24) SAILLY. — Ce village, dont la mouvance est restée inconnue jusqu'ici, fut érigé en baronnie, au XVIIe siècle, pour faire partie du marquisat d'Hem. Il avait les mêmes seigneurs que ce dernier village. — La *Statistique archéologique* affirme que la *prévôté* de Sailly portait : *d'or à une croix ancrée d'argent.* Il y a ici une double erreur : d'abord, une faute contre le principe élémentaire du blason, de ne point mettre métal sur métal (sauf de très rares exceptions qu'on désigne sous le nom *d'armoiries à l'enquerre*) ; puis une confusion entre SAILLY-LEZ-LANNOY et SAILLY-SUR-LA LYS, qui était effectivement une *prévôté* de l'abbaye Saint-Vaast d'Arras et en portait les armes, *d'or à une croix de gueules alaisée.* Sailly-lez-Lannoy n'a jamais eu de prévôté.

(25) SANTES. — M. LE JOSNE DE L'ESPIERRE, qui a écrit des *Recherches historiques sur la commune de Santes*, cite ces armoiries d'après la carte de Martin « DONÉ ». Ce peintre et graveur lillois s'appelait « DOUÉ ». Nous saisissons cette occasion de relever une autre lecture erronée du nom de cet artiste. Le *Catalogue des manuscrits des archives départementales du Nord* décrit ainsi le

n° 2o3 : « Fragments généalogiques. Je suis à Martin Douce, paintre, demourant à Lille, là où pend pour enseigne Saint Lucq ». Il faut lire : « Je suis à Martin Doué, paintre, demourant en la plache des patinniers à Lille, là où pen pour ensinne S. Luque. »

(26) Templeuve. — L'écu que nous donnons est celui de l'échevinage de Templeuve. Il n'était pas possible de reproduire en mosaïque, d'une manière lisible, les armoiries extraordinairement chargées qui figurent à l'*Armorial de Flandre* : Écartelé : aux 1 et 4, contre *écartelé : aux 1 et 4, d'argent, fretté de sable ; au chef d'or chargé de trois merlettes de sable ; aux 2 et 3, d'or, au lion d'azur, couronné, lampassé et armé de gueules ; aux 2 et 3, d'azur, semé de fleurs de lis d'argent, et un cerf du même brochant sur le tout ; sur le tout, d'azur à la lettre T d'or.*

(27) Toufflers. — On pourrait aussi blasonner ces armoiries : *d'argent à trois lions de sinople, armés et lampassés de gueules, couronnés d'or et accompagnés en cœur d'un écu d'argent à la croix d'azur.*

(28) Tourcoing. — Ces armes étaient le scel de la ville. Elles figurent sur la grosse cloche de l'église principale de Saint-Christophe, fondue en 1686. Tourcoing a eu l'excellent esprit de s'en tenir à son emblème séculaire et a purement et simplement repris ses anciennes armoiries en 1823.

(29) Tourmignies. — La *Marche de Lille* donne bien les armoiries que nous reproduisons, mais elles les attribue par erreur à la famille d'Ongnies. Deux membres de cette famille furent, il est vrai, seigneurs de Tourmignies, mais le champ de leur écu était de *sinople.*

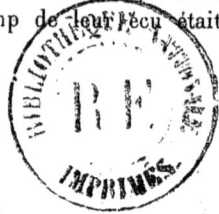

www.ingramcontent.com/pod-product-compliance
Lightning Source LLC
Chambersburg PA
CBHW071342200326
41520CB00013B/3075